MRACE

# EL DESPERTAR DEL AUTISMO

# EL DESPERTAR DEL AUTISMO

Andrea Libutti

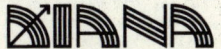

Título original: *Awakened by Autism*

Traducción: Gloria Padilla Sierra
Diseño de Portada: Alma Núñez y Miguel Ángel Chávez / Grupo Pictograma Ilustradores

© 2015, Andrea Libutti
Publicado originalmente en 2015 por Hay House, Inc.

Derechos reservados

© 2016, Editorial Planeta Mexicana, S.A. de C.V.
Bajo el sello editorial DIANA M.R.
Avenida Presidente Masarik núm. 111, Piso 2
Colonia Polanco V Sección
Deleg. Miguel Hidalgo
C.P. 11560, Ciudad de México
www.planetadelibros.com.mx

Primera edición: junio de 2016
ISBN: 978-607-07-3441-0

La autora de este libro no prescinde del consejo médico o receta el uso de alguna de estas técnicas como forma de tratamiento para los problemas físicos, emocionales o médicos sin el consejo de un doctor, ya sea directa o indirectamente.
La intención de la autora es ofrecer únicamente información de carácter general para ayudarle a usted en su búsqueda de bienestar emocional y espiritual. En el caso de que utilice en usted cualquier información que se presenta en este libro, lo que es su derecho constitucional, ni la autora ni los editores asumen responsabilidad alguna por las acciones que tome.

No se permite la reproducción total o parcial de este libro ni su incorporación a un sistema informático, ni su transmisión en cualquier forma o por cualquier medio, sea éste electrónico, mecánico, por fotocopia, por grabación u otros métodos, sin el permiso previo y por escrito de los titulares del *copyright*.
La infracción de los derechos mencionados puede ser constitutiva de delito contra la propiedad intelectual (Arts. 229 y siguientes de la Ley Federal de Derechos de Autor y Arts. 424 y siguientes del Código Penal).

Impreso en los talleres de Litográfica Ingramex, S.A. de C.V.
Centeno núm. 162-1, colonia Granjas Esmeralda, Ciudad de México
Impreso y hecho en México – *Printed and made in Mexico*

La información que se proporciona en este libro no debe considerarse como sustituto del consejo médico profesional; siempre consulte a un profesional médico. Cualquier uso de la información que se ofrece en este libro es a discreción y riesgo del lector. Ni la autora ni la editorial son responsables por cualquier pérdida, reclamación o daño que provenga del uso, o abuso, de las sugerencias aquí hechas, de la negativa a consultar a un médico, o de cualquier material que aparezca en sitios web de terceros.

*A mis tres faros de luz: Jack, Sam y Ben.*
*Y a todos los niños cuya luz iluminará nuestro camino.*

# Contenido

Introducción ............................................. 13

## Primera parte: Intervención

### Capítulo 1
La senda hacia la brillantez............................. 23

### Capítulo 2
La fisiología única del autismo ......................... 43

### Capítulo 3
Cómo vencer un ambiente tóxico ....................... 63

### Capítulo 4
Equilibrio energético .................................... 81

### Capítulo 5
Descripción conductual ................................ 103

### Capítulo 6
El mundo interior de un niño con autismo ............. 121

## Segunda parte: Alineación

### Capítulo 7
El espíritu del autismo . . . . . . . . . . . . . . . . . . . . . . . . . . . . . 139

### Capítulo 8
Encuentro con nuestros hijos en su mundo . . . . . . . . . . . . . . 157

### Capítulo 9
Cómo liberarnos del temor . . . . . . . . . . . . . . . . . . . . . . . . . 175

### Capítulo 10
La fe lo vence todo . . . . . . . . . . . . . . . . . . . . . . . . . . . . . . 195

Epílogo . . . . . . . . . . . . . . . . . . . . . . . . . . . . . . . . . . . . . . . 211

Recursos . . . . . . . . . . . . . . . . . . . . . . . . . . . . . . . . . . . . . . 213

Referencias . . . . . . . . . . . . . . . . . . . . . . . . . . . . . . . . . . . . 219

Reconocimientos . . . . . . . . . . . . . . . . . . . . . . . . . . . . . . . . 225

Sobre la autora . . . . . . . . . . . . . . . . . . . . . . . . . . . . . . . . . 227

# Introducción

Hace poco, mis tres hijos se entretenían en su cuarto de juegos. Yo estaba en la cocina y como habían pasado unos minutos desde la última vez en que había oído algún ruido, fui a ver qué estaban haciendo. Jack estaba buscando dentro de una caja de piezas de Lego, y Sammy y Ben jugaban con sus tarjetas de Pokémon.

Sabía que era probable que Jack quisiera incorporar otras piezas en su juego, así que fui al librero para bajar la caja que contenía un grupo diferente de bloquecitos de armar. Pero mientras jalaba la caja del anaquel, tiré una con artículos de pintura.

—Ay —dije—. ¡Eso dolió!

La caja de pinturas me golpeó directamente en la nariz.

—¿Estás bien, mami? —preguntó Ben.

—¿Te lastimaste? —preguntó Sammy.

—Estoy bien —sles respondí, sintiéndome un poco tonta por haberme golpeado sola.

Sammy y Ben reanudaron sus juegos, pero Jack bajó los legos que había estado examinando y luego se me acercó.

—Mami se lastimó —señaló. Me miró y luego puso sus manos sobre mi cara.

—Necesitas un beso para sentirte mejor —mencionó a continuación. Luego me besó el rostro y sonrió.

Por supuesto que todos los padres disfrutan que sus niños sean particularmente dulces y amables con los demás, y en ese momento yo no era la excepción. Me encantó que Jack hubiera sentido la necesidad de acercarse y besarme. Llenó de cariño mi corazón.

Pero también provocó que me detuviera un momento a pensar. ¿Cómo podía ser que Jack demostrara ese nivel de empatía? Que se comportara de ese modo ciertamente estaba muy lejos de lo que me habían dicho que sería posible en su caso.

Porque debo decirles que, ocho años antes de que esa caja de pinturas me golpeara en la nariz, a Jack se le había diagnosticado autismo grave. Cuando eso sucedió, me dijeron que había pocas esperanzas de que algún día Jack pudiera comunicarse conmigo o con cualquier otra persona de algún modo que tuviera sentido. Me dijeron que rara vez demostraría empatía por otros y que las relaciones significativas estaban fuera de toda posibilidad.

Me alegro de no haberles hecho caso.

## ESA ENFERMEDAD QUE CONOCEMOS COMO AUTISMO

Cuando descubres por primera vez que uno de tus hijos tiene autismo, ¿cómo te sientes? ¿Te emocionas como si acabaras de descubrir que es un genio que está destinado a convertirse en presidente de la nación?

¿O te sientes devastado? ¿Sientes como si hubieran jalado la alfombra bajo tus pies? ¿Sientes que se arruinaron todas tus esperanzas y sueños para ese niño?

Como muchos otros padres o cuidadores, es posible que sientas una profunda decepción, pena, frustración y un grado de dolor que puede llegar a ser insoportable. Lo sé, he estado en esa situación. Recuerdo haberme sentido desalentada y sin esperanzas cuando diagnosticaron a Jack. Recuerdo el temor y la incertidumbre que me carcomían constantemente cuando pensaba que nunca tendría ningún tipo de relación significativa y que nunca podría responderme cuando le hablara. No podía dormir, ni comer y, con toda certeza, no encontraba ni la menor luz de esperanza. Estaba devastada.

Existen varias razones por las que el autismo es un reto difícil para los padres: es probable que nuestros hijos tengan una salud deficiente a causa de problemas digestivos, inflamación crónica y alteraciones del sistema inmunitario; muestran comportamientos poco comunes y extraños que no entendemos y que probablemente provocan miradas de incomprensión cuando salimos a la calle con ellos. Pero quizá lo más difícil de afrontar es la incapacidad de nuestros hijos para formar una conexión con nosotros. No nos miran, ni nos hablan, ni tampoco ríen con nosotros. No responden. Es como si no existiéramos para ellos.

Nos dicen que el autismo es un trastorno de por vida. Nos dicen que es posible que nuestro hijo nunca hable y que, si lo hace, no hay esperanza de que nos comparta nada que tenga algún contenido. Escuchamos que no hay mucho que podamos hacer, aparte de algún tipo de terapia conductual y de medicamentos para controlar sus conductas agresivas. O peor aún, escuchamos que es posible que algún día tengamos que internarlo en una institución.

Como médica de urgencias, tenía acceso directo a muchos tratamientos biomédicos. Sabía dónde buscar las últimas innovaciones, tenía conversaciones con diversos profesionales médicos y contaba con un marco viable de referencia para implementar planes de acción. Si existía una cura para la enfermedad a la que llamamos autismo, estaba en una posición privilegiada para encontrarla. Mi carrera profesional también me concedió el acceso a profesionales que se especializaban en el autismo y me ayudó a moldear mi trabajo cuando, luego de varios años de instrucción, inicié mi consulta privada para atender a niños con autismo.

Sin embargo, mientras más buscaba una cura, más decepcionada me sentía. Me enteraba de alguna modalidad o remedio milagroso cuyo mecanismo de acción había ayudado a diferentes niños con autismo, pero no funcionaba para Jack. Este ir y venir constante entre la esperanza y la decepción no sólo era difícil, sino insoportable.

A veces era una tortura.

## LAS POSIBILIDADES DEL AUTISMO

Por desgracia, nuestras interacciones típicas con los niños que sufren autismo se podrían describir como *tortuosas*. Este era el caso de un niño de la India llamado Tito. Cuando tenía cinco años lo llevaron a San Francisco para que lo valorara un panel de expertos en ese padecimiento. Se le colocó en una habitación y se le indicó una tarea simple: se le leería un cuento y tenía que interpretarlo. El hombre que leería la historia le preguntó si estaba listo para escucharla y el niño señaló que sí. El hombre empezó a leer.

Cuando a Tito le dieron un lápiz y papel para que hiciera la tarea que le pidieron, en lugar de escribir sobre el cuento que se le acababa de contar, escribió sobre cosas completamente diferentes. Escribió sobre lo bello que es el color verde y de sus ideas acerca de los rayos del sol sobre las hojas.

Cuando los evaluadores vieron lo que había escrito, quedaron confundidos. ¿Por qué había escrito eso? ¿Por qué no escuchó la historia? Se sintieron muy frustrados cuando Tito no pudo seguir sus indicaciones.

Después, cuando Tito describió su experiencia, dijo que sus sentidos empezaron a enfocarse más en la voz del lector que en sus palabras. Vio que la voz se convertía en largas cuerdas verdes y amarillas. Dijo que el sonido que producía esa persona formaba filamentos que se asemejaban a la seda cruda, y que luego observó cómo vibraban esas cuerdas con diferentes amplitudes, a medida que el lector variaba el tono.

Los expertos pensaron que no había podido seguir las instrucciones. Pero el niño estaba completamente absorto con ese espectáculo de colores, cuerdas y filamentos que vibraban. No había interpretado el contenido de un cuento. Había percibido la belleza.

Cuando escuchó la voz del lector, se transportó en su mente a un sitio donde podía ver la brillante luz amarilla del sol que chocaba contra las relucientes hojas verdes, y quedó hipnotizado con la maravilla de lo que observaba.

Una creencia común es que un diagnóstico de autismo es una sentencia que condena al niño, a sus padres y a cualquier otra persona que se preocupe por ellos a una vida de agitación y desesperación. Es posible que algunas personas vean a niños como Tito desde la perspectiva de esos evaluadores y piensen que son incompetentes, porque no pueden pasar las pruebas que les ponen. Con esa perspectiva, incluso es posible que consideremos que tienen deficiencia mental y que no son capaces de recibir instrucción educativa. Escribí este libro para sugerir una idea diferente.

Lo que nos enseñan historias como las de Tito y Jack es que el diagnóstico de autismo no es una sentencia a una vida de desesperanza, esfuerzos y decepción. Aunque con certeza es un padecimiento complicado, con una mentalidad diferente tenemos la oportunidad de aprender una manera totalmente nueva de relacionarnos con el mundo. Tenemos la posibilidad de acceder a un aspecto superior de nosotros mismos, de escuchar algo tan común como la voz de una persona que lee un cuento y experimentar una belleza exquisita que la mayoría de la gente no descubre comúnmente. Al conocer a un niño con autismo tenemos una oportunidad de abrirnos nosotros mismos y de aspirar a una vida que supera con mucho cualquier concepto previo de lo que es posible. Tales niños nos abren la puerta hacia una vida que, si decidimos cruzar ese umbral, no es una sentencia a una vida de agitación y desesperación, sino de satisfacción y significado. A través de este diagnóstico tenemos la posibilidad de vivir una vida que va mucho más allá de lo que pudimos haber imaginado para nosotros mismos y nuestros hijos.

Tenemos la oportunidad de que el autismo nos despierte y, cuando eso ocurra, también nos permitirá ayudar a nuestros hijos.

Mi hijo, del que se nos dijo que nunca buscaría el contacto con nosotros, está empezando a comunicarse desde un sitio muy profundo en su interior. Esto no se debe a que lo hayamos *entrenado* para ello, sino porque *quiere* hacerlo. Realmente desea esa conexión. Y, al igual que a Tito, le he visto hacer cosas asombrosas. Como muchos otros niños con autismo a los que he observado, Jack está imbuido de una brillantez que típicamente se adjudica a los individuos más iluminados y evolucionados del planeta.

Es cierto que en la actualidad hay una epidemia de autismo que abarca todo nuestro planeta. Creo que nuestro mundo ha llegado a un umbral crítico de toxicidad y que el resultado es el incremento en el número de casos. Podemos elegir considerarlo como un mensaje que nos dice que este es el reflejo de la cantidad de estrés, ansiedad y temor con que todos vivimos. Algo tiene que ocurrir como consecuencia.

Para muchas personas parece natural considerar un diagnóstico de autismo como una tragedia, pero si modificamos nuestras creencias sobre esta enfermedad y nos permitimos observar la brillantez de los individuos que son nuestros hijos, entonces su salud y bienestar —al igual que los nuestros y, quizás, incluso los de nuestro mundo— mejorarán más allá de lo que pensamos que es posible. El diagnóstico puede ser un potente catalizador para este cambio.

*El despertar del autismo* se escribió para ayudar a los lectores a ver por sí mismos esta posibilidad.

## CÓMO OBTENER EL MAYOR PROVECHO DE ESTE LIBRO

Aunque creo que este libro puede ser útil para ampliar la comprensión de cualquiera, *El despertar del autismo* ofrece muchos consejos que se dirigen de manera específica a quienes cuidan niños con autismo. Organicé el libro en dos partes. La primera trata sobre todas las cosas que podemos hacer para ayudar a un niño a lograr una salud equilibrada. Aunque la creencia que subyace a este libro es que estos niños son una fuente de brillantez, sí tienen que superar muchos obstáculos con respecto a su bienestar físico y mental. Te llevaré a través del proceso de comprender todos los elementos que podrían estar fuera de equilibrio en un niño y cuál es el mejor abordaje para alcanzar la salud.

Creo que uno de los dones extraordinarios de nuestros hijos es que nos ayudan a ver una belleza bastante mayor en el mundo que nos rodea; por desgracia, quizá no estemos abiertos a experimentar tales cosas. Así que en la segunda parte de este libro hablo de la oportunidad que tenemos de alinearnos con el mensaje de nuestros niños, y de crear una vida de conexión y significado. Atravesaremos juntos este proceso con la intención de ayudarte a ampliar tu creencia de lo que es posible para ti mismo, al igual que para tu hijo.

Existe una vida mejor para nuestros hijos que han recibido un diagnóstico de autismo y también existe, para nosotros, una mejor manera de vivir. Podemos deshacernos de los temores y preocupaciones que acompañan este diagnóstico, y eliminar gran parte del dolor y sufrimiento innecesarios que soportamos los seres humanos.

Esa es mi esperanza y también es la razón por la que existe este libro.

No mucho después del incidente con la caja de pinturas, Jack despertó a las cinco de la mañana y fue a nuestra habitación para usar el baño. Eso es lo que hace casi todas las mañanas. Se sienta en el baño, donde tiene unos cuantos juguetes, que por lo común son cubos o piezas de plástico que le agradan. Lo siguiente es que los arroja una y otra vez al piso. Le encanta escuchar el sonido que producen las diferentes figuras contra el suelo.

Pat, mi pobre esposo, había trabajado hasta muy tarde la noche anterior, de modo que esta mañana en particular estaba siendo muy difícil para él. Jack estaba golpeando con los juguetes y lanzando gritos y chillidos, lo cual también le gusta hacer. Pero a las cinco de la mañana era demasiado.

Pat saltó de la cama, entró al baño y le ordenó a Jack que se callara.

—Estás haciendo mucho ruido —refunfuñó—. Regresa a tu cama.

Después de eso, Pat bajó las escaleras para conseguir un café que necesitaba con urgencia. Yo entré al baño para ver cómo estaba Jack.

Lo rodeé con mi brazo y le pregunté si estaba bien.

—Papi está enojado —dijo.

—Sí, estuvo trabajando anoche hasta muy tarde —le respondí, sintiéndome muy apenada.

—Papi está enojado —dijo Jack de nuevo—. Le duele. Quiero darle un besito para que se sienta mejor.

Me senté estupefacta. Una cosa era que Jack quisiera darme un beso en la cara para hacerme sentir mejor después de que me cayó encima la caja de pinturas, pero esto era una cosa totalmente diferente. La mayoría reaccionamos diferente cuando se nos regaña. Nos ponemos a la defensiva. Pero la razón de mi asombro no sólo era que nunca antes hubiera escuchado a Jack expresar su entendimiento del estado emocional de otra persona, sino que, en lugar de ponerse a la defensiva, ofreció una respuesta de consuelo. Extrapoló la fuente del enojo de su padre y luego lo dejó pasar.

Mi hijo de 10 años, que tiene autismo, acababa de demostrarme lo que significa amar.

• **Capítulo uno**

# La senda hacia la brillantez

En el verano de 2004 vivíamos en los bosques de Bridgehampton, Nueva York. En ese tiempo, Jack, mi primer hijo, tenía apenas seis semanas de edad. Una tarde, mi hermana estaba de visita con su esposo y su hijo, y casi a la media noche me separé de ellos para ver cómo estaba mi bebé. Como madre reciente, no confiaba del todo en el monitor para bebé y necesitaba tranquilizarme y verificar constantemente que seguía respirando. Entré al baño y encendí el interruptor.

—¡AYYYYYYYYYY! —grité.

Mi esposo Pat y mi hermana llegaron a toda prisa a la puerta de la habitación.

—¿Qué pasa? —dijo Pat—. ¡Gritaste como si te estuvieran atacando!

—Un murciélago —gemí, señalando al animal que volaba sobre nuestras cabezas. De alguna manera logró entrar al cuarto del bebé.

Mi esposo pudo acorralarlo y lo mató, probablemente más a causa de su propio temor del animal que por cualquier necesidad de mantener a salvo a su familia. Lo lanzó hacia el bosque y después nos reímos mucho de todo el drama en el que nos habíamos visto envueltos a tan altas horas de la noche. Luego supimos que el murciélago había estado en nuestra casa por lo menos durante dos noches, porque mi cuñado mencionó que despertó la noche anterior con el sonido de un «enorme pájaro» que volaba por su habitación.

A la mañana siguiente desperté con una duda perturbadora. El año anterior acababa de concluir mi residencia en medicina de urgencias y conocía los problemas que rodeaban a la exposición a un murciélago y el peligro de la rabia. Es decir, estaba enterada de que la rabia es mortal en el 100 por ciento de los casos y que los colmillos de los murciélagos son tan pequeños que es posible que la mordedura sea indetectable. Sin embargo, me faltaba conocer algunos detalles. Así que tomé el teléfono y llamé a los catedráticos de mi programa de capacitación para aclarar las cosas, suponiendo que debiera seguir algún tipo de protocolo de vacunación. Así era, en efecto. Me dijeron que tendría que vacunar a mi recién nacido con una serie de cinco inyecciones contra la rabia durante el curso de un mes. Y ese fue el camino que seguimos.

Jack estuvo bien con las primeras tres vacunas. Sin embargo, la cuarta y quinta inyección le provocaron actividad de tipo convulsivo luego de 36 horas de la aplicación. Al principio no establecí la conexión entre las vacunas y las convulsiones. Pero cuando llegó el momento de aplicarle las vacunas rutinarias de la infancia, de nuevo tuvo reacciones 36 horas después. Pero esta vez, cuando dormía jadeaba continuamente y se ponía rígido, doblando las rodillas contra el pecho y levantando los brazos rectos sobre su cabeza. Ese patrón duró toda la noche.

Consultamos con especialistas en epilepsia y llegamos a la determinación de que sería prudente demorar cualquier vacuna adicional, hasta después de que cumpliera cuando menos un año. Antes de que Jack llegara a esa edad, lo llevé a una visita de revisión con su pediatra. Como es obvio, le comuniqué el consejo de los especialistas y me mostré inflexible acerca de demorar las vacunas hasta una fecha posterior. Escuché que el médico le comentó a la enfermera que «esa madre está loca y piensa que las vacunas le provocaron una convulsión a su hijo». Estaba furiosa y cambié de pediatra.

Jack continuó desarrollándose con normalidad y cuando tenía 17 meses, lo llevé a su primera vacuna desde los episodios convulsivos. Tenía miedo y estaba intranquila acerca de la visita, pero me convencí de la necesidad de ponerle la vacuna de difteria, tosferina y tétanos (DTT). Pensé que, como ya empezaba a caminar, podría caer y cortarse con frecuencia, así que debería estar protegido contra el tétanos. La única forma en que se ofrecía la vacuna era en combinación de DTT, así que elegí que esa fuera la primera.

A esa edad, a Jack le encantaba hablar. Ya sabía varias palabras, algunas de las cuales repetía con gran entusiasmo porque le fascinaba la emoción que demostrábamos cuando hablaba. Regularmente establecía contacto visual con nosotros y, aparte de aquel susto con la rabia, había pasado todas sus visitas de revisión sin ningún problema. Era sano, feliz y participativo.

Luego de unos cuantos días después de la vacuna de DTT, mi pequeño desapareció. Su rostro se volvió taciturno y sombrío. Tenía diarrea explosiva. Además, nos ignoraba por completo, como si no existiéramos, y empezó a pasar todo el día dándole vueltas al plato de la comida del perro o a cualquier otro objeto que pudiera girar. Perdí a mi niño feliz, sano, participativo y muy parlanchín, quien se convirtió en un niño sin expresión, que se retraía a su interior hacia un mundo aparentemente triste e incómodo.

Pasaron otros tres meses hasta que pude aceptar que algo estaba terriblemente mal. Empecé el proceso de buscar respuestas e inicié con una valoración formal de Jack, que realizó una psicóloga del condado en nuestra casa. Me senté junto a Jack en el piso, mientras la psicóloga pasó varias horas observándolo y evaluándolo. Al final de la sesión, me entregó su informe. En él aparecía una escala de calificación para los síntomas continuos relacionados con el autismo. En esa escala, el autismo leve se calificaba con una puntuación cercana a 20, mientras que el autismo grave recibía alrededor de 40 puntos. Imaginé que, en todo caso, Jack podría tener autismo leve; es decir, algo que pudiera «resolverse» con facilidad. Fue entonces cuando miré el papel.

La psicóloga le había otorgado una calificación de *50 puntos*.

Durante las siguientes tres semanas me dediqué a llorar, de día y de noche, todos los días. Despertaba gimiendo a mitad de la noche, abrumada por el hecho de que esta pesadilla fuera real y que no pudiera escapar de ella. Pero al poco tiempo, la inutilidad de mi desesperación cedió ante la determinación de encontrar una manera de ayudar a mi hijo. Hice una cita con un neurólogo pediátrico especializado en desarrollo. Seguramente él podría darme algunas respuestas y un plan de acción, ¿cierto?

Cuando llegó finalmente el día de la cita de Jack, me sentía optimista. Acababa de concluir la lectura de mi primer libro sobre cómo lograr una cura del autismo, donde se narraba la historia de una madre que cambió la dieta de su hijo y le añadió algunos suplementos esenciales. Armada con esta información, entré al consultorio del neurólogo pediátrico.

—Es evidente que tiene un autismo profundo —dijo el doctor luego de observar a Jack por unos cuantos minutos.

—Entiendo —respondí—. ¿Qué recomienda que hagamos?

—No queda mucho por hacer —contestó.

Lo miré por un instante. *¿Qué?*

—Llévelo a casa y ámelo mucho —prosiguió—. Y algún día llegará el momento en que deba hacer planes para ponerlo en una institución, porque en verdad no se puede hacer nada más. Por supuesto que puede intentar el análisis conductual aplicado, pero los resultados son pésimos en el mejor de los casos.

—Pero, ¿qué piensa usted acerca de la dieta? —alegué—. ¿Qué posibilidades hay si se eliminan ciertos alimentos y se añaden suplementos nutricionales?

El médico descartó esos métodos y reiteró que sería mejor que nos preparáramos para la realidad de que nunca podría cuidar de sí mismo, ni recibir ningún tipo de educación significativa. Estaba hecha pedazos.

Saqué a mi hijo de esa habitación sintiéndome totalmente derrotada, pero cuando salí del consultorio algo se agitó en mi interior. Tenía la abrumadora sensación de que ese médico estaba equivocado. En ese instante decidí que buscaría las respuestas que este supuesto experto no se había tomado la molestia de investigar.

¿Pero qué tendría que hacer para lograrlo?

## NO SABEN LO QUE DICEN

Para muchos de nosotros, descubrir que a nuestro hijo le diagnosticaron autismo se siente como si fuera un diagnóstico de cáncer. Se nos arranca por completo de la vida como la conocíamos y súbitamente se nos coloca en una nueva vida que podría parecer oscura, desesperada e incierta.

Recuerdo haber sentido que mi existencia había terminado y que se habían acabado todas las posibilidades de felicidad. Estaba preocupada de que la vida de mi hijo fuera oscura, pequeña y restringida. Como si todas sus posibilidades futuras estuvieran encerradas en una cajita diminuta y horrible.

Cuando diagnosticaron a Jack yo no sabía mucho del autismo. Durante mis estudios de medicina, mi exposición a ese trastorno fue a través de un video de cinco minutos acerca de un niño que se mecía en una esquina, aislado y en estado de retraimiento. Nos dijeron que si veíamos un caso de autismo en toda nuestra carrera como médicos, eso sería demasiado. Así que tiene lógica que muchos médicos tengan conocimientos limitados sobre los tratamientos.

Mi experiencia con el neurólogo pediátrico es un encuentro demasiado típico. Es posible que te hayan dicho algo similar a lo que me dijeron a mí: que el autismo es un padecimiento crónico que tiene poca esperanza de tratamientos eficaces. Quizá, como me sucedió a mí, te hayan recomendado hacer el intento con análisis conductual aplicado (ACA); durante años, nosotros llevamos sumisamente a Jack a terapia. Con frecuencia esta es la única intervención que se le recomienda a los padres, pero los resultados pueden ser ambiguos y poco esperanzadores.

Tal vez se te haya dicho que los niños con autismo se vuelven cada vez más violentos a medida que crecen, y quizá te hayan explicado que algunos de ellos requieren medicamentos antipsicóticos o que es necesario ingresarlos en una institución.

Se te dio información falsa.

Algunos padres me han contado cómo responden los pediatras a su situación. «Sigue siendo tu hijo y puedes seguir amándolo». Ofrecen consuelo en lugar de orientación, como si de algún modo eso compensara la ausencia de algún tratamiento significativo o de alguna instrucción que nunca se sienten impulsados a dar.

Cuando pienso en los padres que hoy están recibiendo el mismo consejo erróneo que yo recibí en esas primeras semanas, quisiera poder hablarles desde el otro lado del universo y gritarles con un enorme altavoz: «¡No los escuchen! ¡No les hagan caso! ¡No saben lo que dicen!».

Yo sabía que tenía que haber opciones, así que empecé mi búsqueda de respuestas. Asistí a conferencias sobre autismo, me reuní con expertos en el tema y leí cualquier cosa que pudiera relacionarse con los asuntos que rodean al autismo. Un par de meses después del diagnóstico de Jack, lo llevé con un prominente médico especializado en autismo: el doctor Sidney Baker. Estaba tan impresionada con el trabajo de ese médico que pasé varios años trabajando bajo su tutela, aprendiendo todos los detalles sobre las alteraciones bioquímicas que presenta un niño con autismo, al igual que todas las opciones de tratamiento para sanar estos sistemas.

Si había un tema relacionado con el autismo, no sólo sabía de él, sino que probablemente me había reunido con el profesional o científico que había desarrollado el protocolo. Me convertí en una enciclopedia ambulante del autismo. Los padres que conocía en talleres o conferencias empezaron a bromear conmigo, intentando pensar en alguna terapia o tema que yo no hubiera puesto en práctica.

Abrí un consultorio privado para tratar a niños con autismo y mantuve esa práctica durante varios años. Consulté con diversos profesionales, tanto para tratar a mi propio hijo como a mis pacientes. A través de esa labor, tomé nota de la respuesta de los pacientes a la eficacia de cualquier plan específico de tratamiento. Vi transformaciones en mis pacientes, al igual que en mi hijo, tanto en su respuesta inmediata a algún tipo de acción como a través de las mejorías graduales a lo largo del tiempo. Y mientras más investigaba, más me exponía a las historias de las diversas modalidades, terapias y sistemas existentes que proporcionaban un cambio viable y sostenible.

A través de esta inmersión, me di cuenta de algo increíblemente importante. Es posible que un experto haya intentado consolarte con alguna perogrullada como «Sigue siendo tu hijo» o «Puedes seguir amándolo». Como me ocurrió a mí, tal vez el primer mensaje que recibiste es que todo el mundo de tu hijo cabrá en una cajita diminuta y horrible. Pero al aumentar mi comprensión de los problemas potenciales en las vidas de los niños con autismo, estoy aquí para decirte algo diferente.

Hay esperanza.

Existe una ruta que puedes tomar para que salga a relucir la brillantez de tu hijo.

## UNO DE LOS TRASTORNOS MÁS COMPLEJOS QUE EXISTEN EN EL PLANETA

Existen muchas descripciones de lo que experimentan los niños con autismo. Un niño percibía los patrones, colores y detalles ínfimos de la puerta, el piso, las ventanas y cortinas de la habitación en la que se encontrara. Recibía tanta información visual que le resultaba abrumadora, al punto de que no podía reconocer inicialmente estas estructuras por el objeto del que se trataba. En otras palabras, el niño necesitaba hacer un esfuerzo tan monumental para filtrar toda la información que recibía, que batallaba para reconocer que la puerta era simplemente una puerta y que la ventana era sólo una ventana.

Algunos niños no pueden reconocer que sus brazos y piernas están unidos a su cuerpo. Otros no pueden ver dónde se ubican sus miembros en el espacio. Describen el intenso movimiento del piso y de la habitación, como si se mecieran en el mar y no tuvieran ningún control sobre ello.

Los niños con autismo tienden a tener un sistema inmunitario hipersensible, con cúmulos de síntomas que se manifiestan como alergias aumentadas, asma, infecciones del oído y eczema. El sistema inmunitario se vincula estrechamente con el sistema digestivo, que tiene una cercana interacción con el sistema nervioso. La disfunción de un sistema provoco la disfunción en otro. En vista de este efecto en cascada, estos niños pueden sentirse muy incómodos con su propio cuerpo. Desarrollan problemas digestivos, comezón, dificultades respiratorias y otras manifestaciones de enfermedad crónica. Una adolescente describió su piel como la sensación de tener mil hormigas rojas que caminaban sobre ella y la picaban.

En 2007, un grupo de científicos se propuso establecer una hipótesis alrededor de la patología esencial del cerebro autista. A través de su estudio formaron la teoría de que esta patología tiene que ver con la hiperreactividad e hiperplasticidad de los circuitos neuronales locales. En otras palabras, las neuronas de la persona con autismo procesan información a niveles excesivamente elevados. Este procesamiento exacerbado puede conducir a hiperpercepción, hiperatención e hipermemoria que, según estos investigadores sugieren, puede encontrarse en la raíz de la mayoría de los síntomas de autismo. Llamaron a esta hipótesis alternativa el "síndrome del mundo intenso".

Lo que se supone típicamente de los niños con autismo es que su presencia desconectada y desvinculada es resultado del funcionamiento limitado de sus cerebros. Sin embargo, desde la perspectiva del síndrome del mundo intenso, el mecanismo de la disfunción tiene que ver con la *hiper*funcionalidad. Los autores del estudio describen que la cantidad excesiva de información que reciben estos niños es debilitante. Su hiperfuncionalidad quizás haga que el mundo sea dolorosamente intenso e incluso aversivo, lo cual conduce al retraimiento. Como método para afrontar esa situación, estos niños desarrollan un pequeño repertorio de rutinas conductuales que repiten de manera obsesiva. Cuando practican estas rutinas pueden controlar la cantidad de información que reciben. Así es como se sienten seguros.

Para muchos padecimientos y enfermedades, el régimen recomendado es bastante directo y rutinario. Una fractura requiere ciertos protocolos, al igual que una gripe. Pero el autismo plantea un desafío médico. El funcionamiento neuronal exacerbado del niño, al igual que la cascada de disfunciones de su sistema fisiológico diferente, hacen del autismo uno de los trastornos más complicados que hayamos enfrentado alguna vez. Las causas multifactoriales del malestar del niño, así como la complejidad innata de la relación de cada niño con su propio estado del ser, no sólo lo vuelven un problema arduo de resolver, sino también una labor sumamente individualizada.

Existe un dicho común entre algunos miembros de la comunidad médica: «Cuando has visto un caso de autismo, has visto un caso». No existen dos casos exactamente iguales. Pero si esto es cierto, ¿cómo se supone que respondamos?

## NO EXISTE UNA PASTILLA PARA EL AUTISMO

Como mencioné, en la actualidad trabajo como médica con una especialidad en medicina de urgencia. Cuando la gente acude al hospital donde trabajo, sea por una embolia o un infarto, necesita medicamentos para poder vivir. Llegan con una fractura de cráneo, con una herida que requiere suturas o con un hueso roto que es necesario enyesar. Sufren de infecciones abrumadoras y de crisis metabólicas que demandan antibióticos y reanimación con líquidos. Reciben un disparo o una puñalada y necesitan cirugía de urgencia u otros procedimientos para salvarles la vida. Según este modelo, la gente llega enferma y normalmente puedo curarla.

Los médicos occidentales que tienen una especialidad como internistas y pediatras, o que son médicos generales, tienen la tarea de ayudar a sus pacientes a conservar la salud. Sin embargo, sus métodos de tratamiento emulan los del médico que practica medicina de urgencia. Estos profesionales pasan poco tiempo con sus pacientes y están capacitados para intervenir con un medicamento. Los pacientes que sufren alta presión arterial reciben una pastilla. Los pacientes que tienen diabetes reciben una pastilla.

Podríamos argumentar que, en la actualidad, los doctores promueven cambios en el estilo de vida, como alentar a sus pacientes a que pierdan peso y coman mejor. Y aunque sí sucede hasta cierto grado, eso va en contra del modelo occidental. Las empresas farmacéuticas impulsan la investigación médica y, en consecuencia, eso significa que el modelo apoya el uso de fármacos. Si una organización llevó a cabo un estudio que probó que ingerir más col y tomar suplementos de calcio reduce el riesgo de osteoporosis, las farmacéuticas podrían vender su producto. Las compañías financian los estudios que prueban que su medicamento reducirá la presión arterial. En el modelo médico occidental se privilegia con demasiada frecuencia el aspecto comercial por encima del bienestar, lo cual es la antítesis de la razón que me llevó desde un principio a practicar la medicina.

En retrospectiva, elegí la medicina de urgencia como mi especialidad porque me permite practicar la medicina occidental al mismo tiempo que sigo alineada con mis valores. Me resulta aceptable recetar medicamentos en respuesta a las embolias y crisis metabólicas, porque estas urgencias requieren de ese tipo de intervención. Por supuesto que toda persona debe elegir por sí misma si la proporción del costo contra el beneficio de los fármacos es aceptable en su propio caso.

Aunque la mayoría de los médicos apoyan este modelo, en realidad no es su culpa que la infraestructura de la medicina occidental sea manejada como un negocio. Las empresas que venden seguros médicos dictan la cobertura, en tanto que la enormidad y poder de la industria farmacéutica impulsan las opciones de tratamiento. Los médicos forman parte de un sistema que se ha organizado para funcionar exactamente como lo hace y se les proporcionan muy pocos incentivos para trabajar fuera de este proceso.

En consecuencia, no será motivo de ninguna sorpresa que los médicos consideren a los síntomas del autismo exactamente como consideran a cualquier otra enfermedad o trastorno. Si un niño con autismo tiene problemas de atención, podrían recetarle Ritalin o Adderall. Si un niño tiene ansiedad o parece deprimido, le podrían recetar un antidepresivo como Paxil o Prozac. Hace poco me quedé pasmada cuando un colega me preguntó si sabía la dosis del antidepresivo Zoloft para un niño de siete años. En 2007 se llevó a cabo un estudio que reveló que un paciente que había tomado el antidepresivo sertralina (la forma genérica de Zoloft) tuvo pensamientos suicidas. ¿Realmente queremos dar este tipo de fármaco a un niño de siete años?

Un paciente al que traté en la sala de urgencias estaba muy asustado y presentaba ideas paranoicas. Estaba teniendo un brote psicótico y escuchaba voces. Cuando llegó el momento de realizarle la evaluación física, no podía mantenerse quieto. Le receté Risperdal, que es un medicamento antipsicótico, para tranquilizarlo y sedarlo, de modo que no representara un peligro para sí mismo. Luego pude examinarlo y lograr que lo internaran en el hospital.

El problema es que los médicos también recetan Risperdal a los niños con autismo.

De nuevo, eso es comprensible, ya que la risperidona (Risperdal) y el aripripazol (Abilify) son los únicos dos medicamentos aprobados por la FDA (Administración de Alimentos y Medicamentos de Estados Unidos) para el tratamiento del autismo. Pero los niños con autismo no tienen psicosis. Además, aunque recetar fármacos es una función de nuestra infraestructura médica, ¿eso significa que es el abordaje correcto?

Cuando se recetan fármacos antipsicóticos para el autismo, con frecuencia eso significa que estamos enfocándonos en tratar solamente los síntomas. Sin embargo, cuando hacemos esto, estamos dejando de lado la oportunidad de alcanzar el bienestar. Si tu techo tiene una gotera y empieza a llover, tu cuarto se moja. Si colocas un balde debajo de la gotera, tu habitación estará seca de manera temporal porque, en esencia, estás tratando el síntoma, que es una habitación mojada. Pero si buscas la causa, que es el agujero en el techo, puedes repararlo y quedar libre de síntomas. ¿Qué método sería el más eficaz? ¿Aquel en el que cambias constantemente las cubetas, arriesgándote a que se forme moho alrededor de la gotera, y sigues controlando el problema en términos generales? ¿O aquel en el que resuelves el problema permanentemente?

Es por esa razón que tratar el autismo con medicamentos no resulta eficiente. Lo que es más, la única terapia conductual principal que respaldan los distritos escolares y el gobierno de Estados Unidos es el Análisis Conductual Aplicado (ACA), que también tiene un enfoque de eliminación de los síntomas. Si un niño con autismo presenta comportamientos repetitivos (autoestimulación) de una manera que no acepta la sociedad, como sacudir las manos o mecerse en forma repetitiva, un especialista en ACA podría tratar de eliminar la conducta sin entender la causa. Esto conduce a perder la oportunidad de lograr el bienestar y se podría dañar la relación entre el niño y sus padres, al igual que entre el niño y otros cuidadores.

El autismo se presenta de modo diferente en cada niño y por esa razón nos enfrentamos con un problema complejo y único para sanar no sólo los síntomas físicos, sino también para resolver las necesidades emocionales y espirituales del niño. Pero si el alcance de la medicina occidental, basada en el abordaje de síntomas, carece de las herramientas que necesitamos, ¿cuál es la alternativa?

## TRATAR A CADA NIÑO COMO UN INDIVIDUO

Como mencioné, en 2008 comencé a tratar de manera privada a niños con autismo. Mi mentor fue el doctor Sidney Baker, el padre del movimiento biomédico alternativo para el tratamiento del autismo, y después comencé a tratar a muchos niños.

Unos meses después de iniciar mi consulta, descubrí que me sentía extremadamente fatigada, al grado que pensé que tenía cáncer. Pero al poco tiempo me enteré de que no me estaba muriendo de cáncer; estaba embarazada de nuevo. Esta fue una sorpresa, porque en 2005, después de que nació Sam, mi segundo hijo, cuando apenas tenía un poco más de 40 años, pensé que tener otro bebé a esa edad sería demasiado arriesgado y ¡me sometí a una ligadura de trompas! Cuando descubrimos nuestra buena fortuna, procedimos con el embarazo con absoluta felicidad. En abril de 2009 nació mi hijo menor, Ben: nuestro bebé milagroso.

Continué con mi consulta privada luego de mi tercer bebé y también seguí trabajando un turno por semana en la sala de urgencias. Después de tratar de cumplir con todas las responsabilidades durante un tiempo, decidí cerrar mi consultorio y enfocarme más en mi familia. Establecí un plan con la familia de cada uno de mis pacientes y canalicé a cada niño con el profesional que pensé que podría continuar con nuestro trabajo.

De mi práctica privada se destacan dos niños: Peter y María. Peter tenía casi cuatro años cuando lo conocí. Hablaba sólo con palabras sueltas y no formaba oraciones. No demostraba interés en la gente y pasaba la mayor parte del día aislado y concentrado en sus camioncitos, formando filas con ellos. En esa época acudía a una escuela de educación especial, porque a sus padres les habían dicho que la intervención temprana era esencial para su progreso. María tenía cinco años cuando la conocí y era un pequeño torbellino. No podía quedarse quieta y recuerdo que saltaba por todo el consultorio, caminando sobre las puntas de sus pies y agitando las manos. No demostraba interés en sus hermanos o padres, y estaba perfectamente feliz permaneciendo sola todo el día. También asistía a una escuela de educación especial para niños con autismo.

Hace poco, la madre de Peter se comunicó conmigo a través de un correo electrónico para decirme lo siguiente:

> Peter se ha estado recuperando del autismo durante poco más de cuatro años y es asombroso cómo vuela el tiempo. Sigue progresando y le encanta la escuela. De hecho, es un fantástico artista y le encanta escribir e ilustrar cuentos cortos, además de que tiene muy buenos amigos. La única huella que queda del «autismo» es el comportamiento repetitivo, que en este momento es lo que hace de Peter la persona que es: un niño único.

Asimismo, hace más o menos un año me topé con la madre de María en la tienda de abarrotes. Se me acercó con tal euforia que me puse un poco nerviosa.

—Doctora Libutti, ¿se acuerda de mí? —dijo—. Soy la madre de María y solíamos ir con usted. Sólo quiero agradecerle. María ya está asistiendo a la escuela, y es tan lista y tiene montones de amigos. ¡Simplemente quiero agradecerle mucho la ayuda que nos brindó!

En ambos casos, estos niños ahora están casi libres de la mayoría de los síntomas más graves y de los comportamientos negativos que se asocian con el autismo. Tienen relaciones significativas que cultivaron a través de representar un papel activo en ellas. ¿Qué se hizo para alcanzar estos resultados? ¿Qué logró que estos niños emergieran tan brillantemente de sus diagnósticos originales?

Cuando trabajé con Peter, había estado mejorando con los cambios en la dieta y los suplementos específicos que cubrían sus necesidades fisiológicas especiales. Cuando cerré mi consultorio, lo envié con un profesional especializado en homotoxicología. María sufría de reacciones alérgicas extremas a ciertas sustancias, así que la canalicé con un médico en Long Island que está especializado en el autismo y que tiene antecedentes profesionales en el tratamiento de alergias e inmunología.

Estos eran dos niños que sufrían a causa de un trastorno fisiológico y ambos tenían problemas con sus sistemas inmunitario y nervioso, al igual que con su sistema digestivo, pero manifestaban de un modo completamente diferente esos problemas.

Después de asistir a docenas de conferencias sobre autismo y de conocer a la mayoría de los expertos en el tema, he sido testigo de la promoción de modalidades específicas que prometen ser la «panacea» que remediará el autismo. Aunque cierta cantidad de niños ha mejorado en gran medida con cada una de estas modalidades, he aprendido que el mejor abordaje es otro.

Peter y María no mejoraron gracias a una panacea, lo hicieron porque sus padres implementaron un régimen específico para sus necesidades particulares.

Si un niño realiza un comportamiento que en apariencia es extraño, como agitar las manos, caminar sobre las puntas de los pies o alinear sus juguetes, no hay nada inherentemente malo en el niño. Tan sólo se comporta de un modo que le permite darle sentido al mundo y protegerse. Quizás esté experimentando una sensibilidad exagerada a los estímulos visuales y agitar las manos alivie la incomodidad. Conozco a un niño que describió la sensación de que la luz directa penetraba como agujas afiladas y calientes en sus ojos, pero que cuando agitaba los dedos y las manos frente a su rostro filtraba la luz y aliviaba el dolor. No sólo no hay nada malo en estas conductas, sino que sus particularidades demuestran también la naturaleza específica de las molestias de estos niños.

Si el abordaje occidental para responder al autismo es como colocar un balde bajo una gotera del techo, entonces arreglar el techo equivale a resolver las necesidades del niño como individuo. En lugar de administrar simplemente una pastilla, determinamos la causa que subyace a los síntomas y comportamientos incómodos del niño. Peter y María lograron avances asombrosos porque tratamos al niño íntegro. Atendimos las necesidades no sólo de sus organismos, sino también de sus mentes y espíritus.

El abordaje médico occidental acerca de las dolencias y enfermedades es famoso por enfocarse en moderar los síntomas. Pero al entender al niño íntegro, podemos crear un plan de intervención que apoye y sane de manera holística.

Cuando asumimos un enfoque holístico y tomamos en consideración a la mente, el cuerpo y el espíritu, permitimos que el control quede en manos de la propia capacidad innata del niño para sanar. No obstante, esto casi nunca es tan concreto. El autismo requiere de un abordaje completo que a menudo incluye una variedad de modalidades diferentes y es común que el plan de tratamiento se redirija.

¿Cómo ponemos en práctica tal abordaje multifacético? Cuando se encontraba con padres que estaban muy interesados en pedir pruebas de laboratorio, el doctor Baker, mi mentor, solía decirles que el mejor examen era la «prueba de los pulgares». Eso significa probar un tratamiento y permitir que el niño nos dé la respuesta. Si el niño lograba un progreso notable, le dábamos «dos pulgares hacia arriba». En caso contrario calificábamos el tratamiento con «dos pulgares hacia abajo». En repetidas ocasiones, esa ha demostrado ser una manera efectiva de abordar una situación complicada. Fue lo que hice para determinar que Peter necesitaba someterse a homotoxicología, al igual que a la terapia secuencial con la técnica de línea del tiempo. También fue como determinamos que María debería acudir con el médico que se especializa en alergias e inmunología.

Los niños con autismo son un enigma. Cuando analizamos su estilo de vida de manera metódica y con amor, aceptación y asombro podemos ayudarles a regresar a su estado natural de bienestar. Todos nacemos con dones únicos que compartimos con el mundo, pero los niños con autismo necesitan un enfoque radicalmente diferente para permitir que sobresalga su brillantez. Recuerdo que los padres de Peter y María estaban muy optimistas y aceptaban a sus hijos. Este es un elemento crucial que debe destacarse con respecto al resultado que experimentaron. El proceso de curación engloba no sólo el aspecto físico, sino también los aspectos emocionales y espirituales del niño y de su ambiente.

A lo largo de este libro exploraremos estos diversos componentes. Te llevaré de la mano a través de un proceso que puede ayudarte a crear un estilo de vida y un ambiente que preste apoyo a tu hijo, de modo que pueda empezar a sentirse más cómodo con su propio cuerpo y a confiar más en su ambiente. Si aceptamos y abarcamos a los niños con autismo justo como son, y buscamos entender su mundo, les inspiraremos a arriesgarse fuera de su propio universo para reunirse con nosotros en el nuestro.

Los primeros meses tras el desliz dentro del autismo, Jack estaba particularmente enfermo. No mostraba ningún interés en su familia y sólo quería girar el plato del agua del perro. Las fotografías que tenemos de Jack en su segundo cumpleaños muestran a un pequeño completamente desinteresado que parecía ajeno a la fiesta, al pastel y a los regalos. Nunca sonreía y dejó de hablar por completo.

Su progreso en ese primer año fue lento. Yo anotaba cada pequeña mejoría o retroceso. Escribía cosas como: «Hoy Jack pareció tener más conexión con nosotros» o «Jack estuvo presentando comportamientos repetitivos constantes y estuvo totalmente desconectado y perdido». Informaba sobre el estado de sus evacuaciones, esperando encontrar una mejoría y un alivio para la diarrea crónica e implacable que lo aquejaba. Buscaba cualquier señal de que algún día pudiera volver a hablar. No encontraba ningún progreso pero, a pesar de la falta de tales indicadores, seguí intentando con nuevas dietas, suplementos y otras modalidades que parecieran ofrecer algún tipo de ayuda.

Un día, cerca de 10 meses después del diagnóstico de Jack, estábamos a punto de cenar. Yo preparaba la comida en la cocina y Jack estaba en la sala, donde podía verlo girar sus juguetes. En aquel tiempo siempre estaba intentando promover el habla de Jack, así que me le acerqué, recogí una pelota azul y le pregunté de qué color era.

Jack no levantó la vista hacia mí. En apariencia no tenía conciencia de mi pregunta e, incluso, ni siquiera de mi presencia en la misma habitación que él. Bajé la pelota y me dispuse a regresar hacia la cocina.

—Azul.

Volteé hacia él. Jack había identificado que el objeto era azul y había dicho la palabra, y luego regresó a girar de nuevo su juguete. Pero cuando me di cuenta de lo que había pasado —que Jack había dicho su primera palabra desde su deterioro un año antes— tuve el momento más feliz desde su diagnóstico. Quizá fuera posible que Jack mejorara.

Ahora tenía una esperanza.

### Capítulo dos

# La fisiología única del autismo

—Existe una razón por la que los niños con autismo tienen esos problemas.

Al igual que el resto de los asistentes, miré a la presentadora. ¿La razón de la que hablaba coincidiría con toda la investigación que yo misma estaba haciendo?

—Y esa razón —prosiguió— es la hipoperfusión cerebral.

Para ese momento, ya había pasado un año y medio desde el primer diagnóstico de Jack. Mientras tanto, me había sumergido en aprender sobre todo tipo de modalidad biomédica que pudiera encontrar, con la esperanza de que una de ellas fuera la clave para su padecimiento. En esos primeros tiempos, estaba enfocada en encontrar una «cura» para Jack. Eso incluía leer todo tipo de libros, ver videos y asistir a conferencias. Aprendí acerca de la naturaleza de la inflamación en el cerebro del niño, del fuerte compromiso de su sistema inmunitario y de otras afecciones, al igual que de la hipoperfusión cerebral, que es un término médico para indicar la presencia de un menor flujo de sangre en el cerebro.

Ahora estaba en una conferencia donde se presentaba una ponencia sobre el tratamiento con oxígeno hiperbárico (TOHB), que se aplica en una cámara presurizada en la que se respira oxígeno. A medida que la presentadora hablaba, en mi cerebro se iban encendiendo una serie de focos acerca de la importancia del flujo sanguíneo reducido dentro de los cerebros de los niños con autismo.

Los presentadores charlaron sobre estudios que confirmaban esta disminución en el flujo de sangre y de cómo esa alteración afectaba gravemente la capacidad de estos niños para hablar y enfocar su atención. Prosiguieron diciendo que el uso del TOHB era prometedor, ya que aumentaba de manera muy sencilla el flujo de la sangre y revertía este problema.

Quedé enganchada. Después de la charla, caminé directamente al stand de TOHB e hice la prueba. Fue fenomenal. Me deslicé por la parte superior de un tubo largo y luego cerraron la cámara, donde me sentí como una astronauta que ingresa a un simulador. Después de que me conectaron a un concentrador de oxígeno, me recosté y me dediqué a disfrutar del zumbido mecánico. Fue fantástico. Pero, más importante aún, creí en las bases científicas que lo respaldaban.

Al salir, estaba tan encantada que no podía esperar para contarle a mi esposo y a mi amiga Susan, a quienes llamé de inmediato. Susan estaba en casa y le gustaba que le hablara sobre tratamientos interesantes en cuanto los descubría. Al igual que yo, era madre de un niño autista y escuchó con entusiasmo mientras le contaba los detalles con tal rapidez que probablemente la asusté. Lo íbamos a hacer y estaba segura de que podría ser la solución que estaba buscando.

En cuanto llegué a casa, hice los arreglos para rentar la cámara al igual que Susan. Cuando me entregaron el dispositivo, lo armé y lo puse a funcionar esa misma noche. Parecía una tienda tubular con una estructura de metal rodeada de tela azul gruesa, con una larga cremallera que recorría toda la cámara. Instalé una pequeña y acogedora área de juego para Jack con una almohada, mantas y libros. Teníamos que utilizar la cámara dos veces al día durante 90 minutos en cada ocasión, así que necesitábamos estar cómodos y tener cosas que hacer allí dentro.

Se necesitaban dos personas para poner esa cosa a funcionar. Yo me metía allí con Jack después de encender el concentrador de oxígeno y Pat cerraba la cremallera. Jack y yo nos podíamos sentar con facilidad, así que se convirtió en un ritual divertido. Por la mañana nos metíamos a la cámara con libros y juegos, y por las noches entrábamos después de cenar y de la hora del baño, para que Jack pudiera quedarse dormido allí. Pat abría suavemente el cierre, yo le pasaba a mi pequeño y él llevaba al niño a la cama.

Llamábamos «inmersiones» a esas sesiones dentro de la cámara hiperbárica. El protocolo era realizar inmersiones dos veces al día durante 45 días y luego suspendíamos durante 30 días. Después de cerca de un mes empezaron a suceder algunas cosas muy bellas y recuerdo con gran cariño esas ocasiones en que Jack y yo pasábamos el rato sentados en el sofá de la sala. Mientras que antes de estas inmersiones en general parecía desinteresado y disperso, después de iniciar el protocolo empezó a mirarme y a sonreír. Parecía tan alegre y mucho más conectado de lo que había estado nunca antes.

Ese mes le tomé miles de fotografías. En general, Jack miraba a la cámara fotográfica como si tan sólo fuera otro de los muchos objetos que lo rodeaban en ese momento, pero después de que iniciamos con el TOHB, veía a la cámara fotográfica en sí. Estaba feliz.

Quedé convencida de que este tratamiento daba algún resultado, así que pedí un préstamo y compré una cámara hiperbárica. Me costó 20 000 dólares, pero no me importó: debía tenerla.

Durante el descanso recomendado de 30 días entre tratamientos, Jack cumplió cuatro años. Nos mudamos a una nueva casa, montamos la cámara hiperbárica y seleccionamos un distrito escolar que pudiera darle el apoyo que necesitaba dentro del aula. No obstante, en el proceso de la mudanza, de algún modo Jack recayó en sus viejos hábitos. Dejó de sonreír con tanta frecuencia y su conexión con nosotros se fue disolviendo. Me pregunté si se había cerrado en respuesta al estrés de la mudanza.

Nuestra primera inmersión en la nueva casa me pareció buena, porque nos permitió tomar de nuevo una actitud proactiva pero, en cierto sentido, la atmósfera durante esta ronda de tratamientos pareció mermada. Me pregunté por qué Jack no lograba mantener un beneficio duradero. ¿Cómo era posible que primero le hubiera ido tan bien, que luego perdiera las mejorías y que no las pudiera recuperar? ¿Había alguna cascada desconocida de fisiología molecular que le impedía sostener los beneficios? Pero, sin importar cuál fuera la razón para esta regresión, había una cosa de la que estaba definitivamente segura: el tratamiento con oxígeno hiperbárico no era la solución que yo había esperado.

## EL PROBLEMA CON LAS PANACEAS

Cuando compré la cámara hiperbárica estaba muy comprometida con la creencia de que había una cura para mi hijo. Aprendía todo lo posible acerca de la disfunción fisiológica inherente al autismo infantil y estaba segura de que descubriría el remedio. Algo estaba mal y seguramente podría encontrar la manera de corregirlo, ¿no es cierto?

La cámara es sólo un ejemplo de las muchas cosas que hice en mi resolución por «arreglar» a mi hijo y en definitiva fue la más costosa. No sólo invertí dinero, sino también gran cantidad de energía y esperanza.

Me creí la idea de que esta modalidad era exactamente la que buscaba y como tantas otras modalidades en las que he puesto una inversión tan grande, al final no fue la panacea que pensé que sería. La verdadera desventaja de estas supuestas curas fue la grave decepción que enfrenté una y otra vez cuando no dieron los resultados esperados. El TOHB fue especialmente difícil por los sorprendentes resultados que vi en un principio; sin embargo, esas mejorías fueron desapareciendo y no regresaron con facilidad.

Esta historia es un perfecto ejemplo de cómo operaba mi mentalidad en aquel entonces. Después de todo, me eduqué en una facultad de medicina de Estados Unidos. Mi carrera requirió del estudio de diferentes materias que incluyen neurología, inmunología, endocrinología y todos los demás sistemas del organismo, y se trataban en cursos separados. Nunca hubo una convergencia de los sistemas que forman al ser humano integral que somos. Cuando los estudiantes nos graduamos de la facultad de medicina, elegimos una especialidad y así se perpetúa el modelo.

Debido a este enfoque divergente hacia el cuerpo humano nos exponemos continuamente a la mentalidad de las panaceas dentro de la práctica de la medicina. Cuando vamos a ver al médico general porque nos sentimos mal, lo más probable es que terminemos yendo con un especialista. Si tenemos presión arterial alta, vemos al cardiólogo. Si tenemos diabetes, vamos con el endocrinólogo. Si tenemos dolores de cabeza crónicos, acudimos con un neurólogo, y así sucesivamente. ¿Y qué es lo más probable que suceda cuando vemos al especialista? Nos da un medicamento para controlar los síntomas específicos en los que se especializa y que nos están haciendo sentir mal. Esto podría incluir la administración de un tipo de solución rápida, como cuando el paciente se queja de dolor de espalda y el médico le receta analgésicos y relajantes musculares. Pero también puede implicar la aplicación de una solución más permanente, como podría ser el caso del paciente que toma medicamentos para la presión durante un periodo largo. El problema con este enfoque es que nunca llega a la causa de los síntomas y la persona podría terminar tomando múltiples fármacos, que a menudo tienen graves efectos secundarios.

Todos nos hemos visto expuestos a los comerciales televisivos de las empresas farmacéuticas, donde se anuncian con bombo y platillo los beneficios del medicamento en los primeros 15 segundos y luego se ocupan los últimos 45 segundos del comercial para hablar sobre las advertencias de los posibles efectos secundarios. Tomar una medicina para mejorar un síntoma, pero tener efectos secundarios como náusea, mareo, formación de coágulos o dolor de cabeza, no es la vía que necesitamos para alcanzar la salud. Frecuentemente, al trabajar en la sala de urgencias, quedo asombrada cuando atiendo a una persona que toma 20 o 30 medicamentos diferentes en un día. Mientras más nos enfoquemos en la perspectiva occidental del organismo como una serie de sistemas independientes, más pasaremos por alto las enormes oportunidades para sanar.

Así que no es sorpresa que los profesionales de la medicina tengan una perspectiva limitada para abordar el autismo. Por desgracia, la medicina convencional considera al autismo como una enfermedad psiquiátrica. Se le clasifica dentro del *Manual Diagnóstico y Estadístico de los Trastornos Mentales* (DSM-5), que es el manual de referencia en salud mental que utilizan los médicos para diagnosticar los trastornos mentales en Estados Unidos. De esto se deriva el hecho de que los únicos dos fármacos que ha aprobado la FDA para el autismo sean antipsicóticos.

No obstante, mi mentalidad de encontrar la panacea también provino de mi exposición a los muchos profesionales que promueven su tratamiento como *el* único. Quedé atrapada en la exaltación del TOHB porque creía que el autismo se podía curar con una modalidad de tratamiento, si tan sólo pudiera descubrir *cuál*. Pero existen muchas cosas que afectan de diversas maneras la fisiología de un niño con autismo. No es un padecimiento simple que requiere una determinada medicina o procedimiento; es un desastre total en términos bioquímicos. No es un ejercicio simple, sino un rompecabezas complejo.

Dentro de la comunidad médica occidental existen, de hecho, varios profesionales que se enfocan en un área específica de conocimientos relacionados con el tratamiento del autismo, y es típico que se centren en un aspecto del organismo, porque en su práctica médica han tenido éxito con algunos niños al utilizar un tratamiento particular. Por ejemplo, algunos profesionales se centran en el sistema inmunitario, en tanto que otros ayudan al niño utilizando un tratamiento de desintoxicación. Aunque este abordaje no es ideal, agradezco que existan esos profesionales, porque cuando menos dan soluciones a ciertos aspectos del rompecabezas que representa el autismo.

Estos profesionales biomédicos representan el punto de partida para que la gente interesada amplíe esos conocimientos. Es a partir de ellos que he llegado a conocer tantos detalles de todo lo que implica abordar el autismo como una enfermedad. Pero debido al desastre bioquímico que es ese padecimiento, también he aprendido otra cosa.

He aprendido que buscar la panacea es inútil.

## ¿POR QUÉ ES UN DESASTRE BIOQUÍMICO?

Al niño típico se le lleva con un médico por una de dos razones: la primera es que le aqueja algún tipo de mal, ya sea que tenga síntomas menores como un resfriado, una erupción o vómito, o cualquiera de las enfermedades comunes de la infancia, como la gripe o la dermatitis. Esperamos que el médico recete un antibiótico o que nos tranquilice diciéndonos que la enfermedad seguirá su curso y que nuestro hijo estará bien. La otra razón, por lo menos durante los primeros dos años de vida, es someter al niño a una revisión de rutina, como en las visitas de control de salud del bebé. Miden, pesan y examinan a nuestro hijo y, a veces, le ponen las vacunas.

Cuando llevamos a un niño con autismo a ver al médico, existen muy pocas diferencias en esa rutina, con la excepción de una discusión sobre los problemas conductuales o cualquier ansiedad, agresión o hiperactividad «de tipo autista». En el caso de los problemas de comportamiento que se consideran fuera de control, el médico quizás indique un antipsicótico o, tal vez, un antidepresivo o un ansiolítico. Después, es posible que el profesional incluso canalice al niño con un psiquiatra.

En este modelo médico, el proceso para tratar las enfermedades del cuerpo es idéntico al que se utiliza con los adultos. Acudimos con especialistas para manejar el sistema que está causando problemas y se proporciona tratamiento para el órgano afectado. De manera similar, si el niño con autismo tiene problemas gastrointestinales graves, se le envía con un gastroenterólogo. Si muestra signos de alergia o asma, el médico general le enviará con un alergólogo o con un neumólogo. Es probable que una vez que el especialista vea al niño, le recete algunos medicamentos para reducir los síntomas. Pero lo que rara vez se toma en consideración en este modelo, ya sea con los adultos o con los niños, es el hecho de que los sistemas del organismo tienen una interrelación muy estrecha. Lo que afecta a uno, afecta a otro.

Para entender al organismo y a su interconectividad, tenemos que considerar la interacción cuidadosamente dispuesta que existe entre el sistema digestivo, el sistema nervioso y el sistema de desintoxicación.

Estas son las principales piezas clave en el autismo que ameritan atención especial. Sin embargo, no podemos ignorar que el resto de sistemas del organismo también representan un papel en regresar el equilibrio.

Podemos considerar al sistema digestivo como el cuartel general de los sistemas inmunitario y nervioso. Dentro del tracto gastrointestinal (GI) hay una diversidad de bacterias benéficas, células inmunitarias especializadas y una compleja red de componentes neurológicos y hormonales. El tracto GI es donde reside 70% del sistema inmunitario del organismo y contiene la principal concentración de los neurotransmisores que afectan el estado de ánimo, como la serotonina.

Entre el tracto GI y el sistema nervioso ocurre una cantidad sustancial de transmisión de señales bioquímicas. Gran parte de este proceso se facilita a través de la acción de las bacterias intestinales, conocidas como flora intestinal o microbiota, que, según se ha demostrado, representa un papel importante en el funcionamiento cerebral sano. La importancia de esta concentración de vías de señalización, conocidas como eje cerebro-intestino, se fundamenta en la abundante investigación que se está llevando a cabo en la actualidad dentro de la comunidad médica enfocada en el autismo.

Con frecuencia, un sistema específico del organismo entrará en un estado de desequilibrio en respuesta a ciertas enfermedades. Cuando eso sucede, puede detonar un efecto dominó que afecta posteriormente a los demás sistemas. Esto forma la base del desastre bioquímico y es justo lo que sucede en un niño con autismo. Es posible que una infección o toxina dañe al sistema nervioso o que algún otro factor adverso afecte al sistema inmunitario. Es difícil saber con seguridad dónde comienza la cascada, pero sin importar su origen, el efecto es un círculo vicioso que se perpetúa hasta que alguna intervención pueda desacelerarlo y permitir que el organismo recupere el equilibro.

Sabemos que es típico que los niños con autismo sufran de neuroinflamación, que es un proceso que ocurre por una respuesta inmunitaria disfuncional que afecta el funcionamiento cerebral. En los niños con autismo observamos una mayor proporción de convulsiones, al igual que desequilibrios sensoriales, como hipersensibilidad al sonido, tacto y todos los demás sentidos. Observamos mal funcionamiento vestibular, que controla la coordinación y el equilibrio, y que se relaciona con la neuroinflamación en el cerebelo. Además, las anormalidades fisiológicas del cerebro se asocian con las demoras del desarrollo en estos niños, que incluyen las áreas del habla, lenguaje y disfunción social.

El sistema inmunitario también representa un papel en los síntomas alérgicos que a menudo aquejan a los niños con autismo. Existe mayor incidencia de asma, alergias a los alimentos y a las partículas transportadas por el aire, erupciones cutáneas como el eczema, infecciones crónicas del oído e, incluso, respuestas autoinmunes a las proteínas cerebrales.

El sistema digestivo, que alberga gran parte del sistema inmunitario, también sufre una clara afectación y con frecuencia se encuentra deteriorado en los niños con autismo. Las microvellosidades de la mucosa intestinal se dañan y atrofian, lo cual causa que las grandes proteínas pasen al torrente sanguíneo. Esto, a su vez, pone en marcha forzada al sistema inmunitario. Así que el niño entra en un círculo vicioso e incesante de mala absorción de los nutrientes necesarios, al mismo tiempo que las proteínas indeseables pasan a la sangre y causan un estrés continuo en el sistema inmunitario. Ambos sistemas están acoplados de manera tan estrecha que no podemos atender a uno sin atender al otro.

Cuando entendemos que existen muchos puntos de acceso de la disfunción —que hay muchas maneras diferentes en que un niño puede presentar su propio y único desastre bioquímico— nos damos cuenta de que no es posible tratar exactamente del mismo modo a dos niños con autismo. Esa es la razón por la que no hay un abordaje que se aplique a todos y por la que no podemos tratar al niño mediante una perspectiva que atienda a un «sistema aislado».

En lugar de ello, es necesario considerar un abordaje diferente.

## LA IMPORTANCIA DE LA CAUSA Y EL EFECTO

Mientras tuve mi consultorio privado, recibí a un pequeño que tenía muy pocas habilidades del lenguaje. Apenas podía unir dos palabras para formar oraciones simples y, en general, simplemente se abstenía de hablar en absoluto. Le receté un suplemento que se conoce como metil $B_{12}$ (metilcobalamina), que se aplica por medio de una inyección. La metilación es un proceso bioquímico clave, esencial para el funcionamiento adecuado de casi todos los sistemas del organismo. La investigación ha encontrado una correlación positiva entre las alteraciones de la metilación y la inflamación del cerebro, por lo que el suministro de metil $B_{12}$ activa las vías bioquímicas que, a la larga, dan mayor energía a la sustancia cerebral. Muchos niños con autismo sufren de inflamación y algunos sí exhiben mejorías con el uso de estas inyecciones, como adquirir nuevas palabras aquí y allá. Pero en el caso de este niño, después de recibir las inyecciones empezó a utilizar oraciones completas.

Atendí a otro pequeño que sufría de diarrea crónica, inflamación del estómago y graves problemas de sueño. A pesar del vientre inflamado, parecía desnutrido y no podía subir de peso. Tenía los brazos y piernas delgados, y lentamente fue bajando en las calificaciones de la curva de crecimiento pediátrico (la herramienta que emplean los pediatras para ver cómo evolucionan la estatura y peso de los niños). Lo pusimos en un régimen que se conoce como la dieta de carbohidratos específicos (SCD).

Elimina no sólo el gluten y la caseína, sino también todos los granos y carbohidratos complejos. Después de seguir esa dieta durante un año, el niño logró dormir toda la noche sin interrupción y subió 2.27 kilogramos. Pero algo que fue incluso más alentador (aunque dormir toda la noche es suficiente para la mayoría de los padres), es que empezó a progresar en la escuela. Por primera vez logró escribir de manera legible y pudo enfocar más su atención, lo cual aumentó su capacidad de aprendizaje.

Aunque es probable que ambos chicos hayan compartido ciertos desarreglos del sistema inmunitario, sistema nervioso, sistema digestivo y sistema de desintoxicación, su constitución bioquímica era tan diferente como sus huellas digitales. En muchos niños con autismo existe casi con toda seguridad una alteración de la metilación, pero quizá no sea el aspecto principal que afecte tanto a tu hijo como en el caso del paciente que mencioné en mi primer ejemplo. En el caso del segundo niño, eliminar los alimentos que promueven la inflamación fue lo que ayudó a que comenzara a sanar el recubrimiento inflamado de la mucosa intestinal.

¿Por qué ambos niños mejoraron de modo tan espectacular con dos modalidades completamente diferentes? La respuesta es sencilla: las intervenciones que se administraron a cualquiera de ellos tuvieron que formularse con base en sus necesidades individuales.

Muchas personas que han tenido éxito con una modalidad específica podrían afirmar que también es la solución ideal para todos los demás niños. Creen sinceramente que han encontrado la panacea para «curar» a todos los niños con autismo. Pero como evidencian las historias de estos dos pacientes, cada uno tiene problemas con su propia fisiología individual que requieren un tipo particular de intervención. De tal modo, cada niño necesita de su propio plan individualizado.

No sólo tratamos los síntomas particulares sino que tratamos al niño íntegro. En esencia, el tratamiento íntegro del niño consiste en examinar su fisiología única como si fuera su propia historia, que se debe analizar como una narrativa independiente. Como vimos en la sección anterior, el desequilibrio original de un niño podría ser muy diferente del que tuvo otro, y necesitamos buscar las diversas pistas que nos deja el organismo de ese individuo para determinar lo que se debe hacer en respuesta.

Aunque hacer esto puede parecer abrumador y bastante complejo, en definitiva es posible. Una persona típica que desea estar más sana y tener mejor condición física podría intentar con diferentes dietas, suplementos y regímenes de ejercicio que le ayuden a optimizar su salud, de un modo que se adapte a su estilo de vida, tipo de cuerpo y personalidad. Algunas cosas le funcionarán realmente bien, en tanto que otras no servirán tanto. Este proceso también forma la base para desarrollar un plan de intervención para un niño con autismo. Este es un proceso que comúnmente se conoce como «ensayo y error».

## CÓMO ENCONTRAR EL EQUILIBRIO FÍSICO POR MEDIO DE LA EXPERIMENTACIÓN

Durante mi propio proceso de ensayo y error, recuerdo que al principio hice el intento de darle a Jack vitaminas del grupo B. La vitamina $B_6$ solía ser muy popular porque parecía brindar un gran beneficio a los niños con autismo y los datos científicos que lo sustentaban eran muy sólidos. Intenté con muchas presentaciones de esa vitamina, pero Jack simplemente no las toleraba.

Mi hijo y yo fuimos a Seattle, donde acudimos con un doctor holístico muy conocido que había estado trabajando con niños con autismo. Nos dijo que Jack tenía una deficiencia particular en vitamina $B_6$ y le administró una dosis oral de B$_6$ líquida, justo antes de que nos dirigiéramos al aeropuerto para regresar a casa. Después de aproximadamente dos horas de recibir la dosis, mi hijo empezó a comportarse de una manera que sólo podría describir como psicótica.

Puso en tensión todo su cuerpo, se le aceleró el corazón, sus pupilas se dilataron y tenía una mirada enloquecida. También apretó los dientes y empezó a rechinarlos con tal intensidad que pensé que se los rompería. Estaba muy asustada. Lo llevé al pequeño baño del avión y simplemente lo abracé y me puse a llorar. En medio de lágrimas, intenté consolarlo y tranquilizarlo, hasta que finalmente lo pude regresar a su asiento. Su organismo se deshizo de la vitamina B$_6$ más tarde ese mismo día y no pude administrarle más vitaminas del grupo B hasta varios años más tarde.

La bioquímica de cada niño es tan única que incluso dentro de una categoría de suplementos, como las vitaminas del grupo B, el resultado puede ser notablemente diferente de un niño a otro. Es posible que algunos presenten un progreso en respuesta al suplemento que administraba ese médico, en tanto que otros podrían tener la reacción contraria, como ocurrió con Jack.

La compleja naturaleza del autismo y la individualidad de cada niño impulsan el proceso de ensayo y error que se requiere cuando se formula un plan de curación. Sin embargo, aunque es posible que el proceso se personalice según cada niño, sus metas principales son bastante consistentes: sanar el sistema digestivo, equilibrar el sistema inmunitario y reducir la inflamación cerebral. También es deseable prestar especial atención a las alteraciones en el sistema de desintoxicación del niño.

En vista de todo esto, mi meta en este libro no es ofrecer un plan que se adapte a todos sino, más bien, guiarte a través de un protocolo que involucre tu propia experimentación. Necesitamos este abordaje por las demandas que provienen de instruir a un gran grupo de personas con una fisiología diversa. En tanto que Jack tiene una composición única de desequilibrios bioquímicos, lo que le funcionó a él quizá le sirva o no a los demás. He observado que esto es válido para todos los niños que traté en mis consultas privadas. Muchos padres solicitan exámenes de laboratorio con la esperanza de que las pruebas especiales les den respuestas sólidas. Por desgracia, existen pocos exámenes que puedan guiar de manera efectiva las decisiones sobre el tratamiento.

Esto significa que el mejor punto de partida es único para cada niño. Estudié con un médico al que siempre le gustaba abordar cada caso iniciando con la mejor conjetura basada en los antecedentes y exploración física del niño. Los padres son el mejor recurso para comprender al niño, ya que son los que conocen con mayor claridad cuáles son los problemas más urgentes. En mis consultas privadas, siempre quería informarme de cuál era el problema más desafiante para poder atenderlo primero. En este sentido existen varias posibilidades.

El niño podría tener diarrea líquida crónica y no subir de peso. Si este es el problema que más angustia a los padres, es un buen indicador de que el sistema digestivo es el sitio ideal para iniciar el tratamiento. Parece razonable experimentar con una dieta sin gluten y sin caseína (SG/SC), o incluso con una dieta más restrictiva, como la dieta de carbohidratos específicos. Aconsejaría a los padres que vigilen con gran cuidado la dieta durante un periodo breve, quizá de tres a cuatro semanas. Por lo común, ese es un tiempo suficiente para observar una respuesta, si es que habrá alguna. Después de ese periodo de prueba se toma la siguiente decisión.

Otro niño podría sufrir de alergias graves o de un eczema muy intenso, ojeras muy oscuras o secreción nasal crónica. En ese caso, podríamos comenzar con suplementos que fortalezcan la inmunidad, además de eliminar los alérgenos en la dieta para descubrir alergias ocultas. También recomendaría eliminar cualquier alérgeno obvio en la casa y, tal vez, indicaría el uso de un filtro HEPA en el dormitorio.

Tal vez otro chico presente un problema que afecta el equilibrio y tenga caídas frecuentes. Por ejemplo, recuerdo a un niño que se caía tanto cuando empezó a caminar que le tuvieron que poner un casco para impedir que su cerebro sufriera un traumatismo. Aunque todos los niños requieren un abordaje general, la neuroinflamación de ese niño en particular era la prioridad, así que comenzamos con antioxidantes fuertes y también con algunas modalidades alternativas. He observado que quienes presentan fuertes indicaciones de neuroinflamación excesiva, como en el caso que menciono, se beneficiarán de buscar específicamente, desde un principio, cómo lograr un equilibrio en el cerebro.

Un niño que tiene problemas excesivos de integración sensorial se beneficiaría de un punto de partida diferente. Si los padres no pueden salir con él a la calle porque los sonidos le resultan demasiado abrumadores, entonces ese se convierte en el primer paso más importante. Existen ambientes sensoriales que pueden tranquilizar a los sistemas sensoriales hiperactivos, pero también es probable que sea adecuado experimentar desde un inicio con dietas y suplementos.

Si los padres informan que el niño nunca se enferma y nunca ha tenido fiebre, entonces me preocupa la incapacidad del sistema inmunitario para emitir una respuesta. Es posible que el niño no haya tenido resfriados, gripe o fiebre, pero quizá tenga una demora grave en el desarrollo del habla. Tal vez tenga la piel amarillenta o gris, al igual que un aspecto enfermizo. Es frecuente que estos niños tengan un compromiso inmunitario grave y que se beneficien de un protocolo riguroso de desintoxicación que implique un énfasis especial en limpiar los metales pesados u otras toxinas que están atrapados en el organismo. De nuevo, existe la posibilidad de que este sea un maravilloso punto de partida y que después se añadan otras intervenciones, a medida que adquirimos potencia en cuanto a eliminar las toxinas del sistema.

Hay muchas dietas que pueden resolver problemas específicos. Aparte de las dietas SG/SC, DCE y de eliminación de alergias, existen otros regímenes que reducen el salicilato y los compuestos fenólicos (p. ej., la dieta Feingold) que son problemáticos en algunos niños.

La lista de suplementos es enorme y puede ser abrumadora. No obstante, siempre encontramos un punto de partida y podemos avanzar en forma sistemática, basándonos en la respuesta del niño. Como la dieta personalizada, la adición de suplementos será individual, pero la mayoría de los niños con autismo se beneficiarán de algunos suplementos iniciales.

He observado que las inyecciones de metil $B_{12}$ son muy útiles para niños con demoras del habla. También he visto que las diferentes formas de ácidos grasos omega son potentes, como Speak de NourishLife, un suplemento que causó un verdadero cambio en Jack cuando prosiguió con su desarrollo del lenguaje. También recomiendo el uso de fosfatidilcolina (FC), un fosfolípido que es un componente vital de la membrana celular. La doctora Patricia Jane tiene un protocolo que vale la pena examinar; sus productos de FC, que fabrica BodyBio, son los mejores en su clase. Me encanta utilizar los suplementos integrales, como la *chlorella*, porque se asimilan fácilmente y están llenos de nutrientes. Asimismo, para la mayoría de los niños recomiendo un probiótico (como Theralac de Master Supplements), un multiminerales (como BrainChild Nutritionals), un multivitamínico, si se tolera, y, para algunos niños, enzimas digestivas (como las de la marca Enzymedica). Puedes consultar la sección de Recursos, en la parte final del libro, que incluye algunas de mis sugerencias.

Incluso en algunos casos recomendaría explorar el tratamiento con oxígeno hiperbárico. Existen clínicas de TOHB que están apareciendo en Estados Unidos y hay pocas desventajas en hacer una prueba. Es posible que las mejoras iniciales de Jack hayan desaparecido, pero el beneficio para algunos padres puede ser sustancial.

Los padres siempre deben dar sus comentarios, ya que a menudo tienen corazonadas sobre ciertas modalidades o quizá se sientan atraídos a un tratamiento específico, por lo que yo siempre escucho sus intuiciones.

Existen muchas intervenciones prometedoras cuando examinamos el organismo infantil desde un punto de vista biomédico. Siempre hay indicios de cuál es el abordaje con el que conviene iniciar pero, en general, el proceso es mediante ensayo y error. Encontrar el equilibrio físico dentro de la estructura biológica de un niño con autismo es uno de los procesos médicos más complejos que existen. Pero se puede avanzar a grandes pasos cuando hay un esfuerzo persistente y la guía de un profesional calificado. Quizá Jack no haya respondido bien al suplemento de $B_6$, pero a través de ese proceso de ensayo y error, a la larga determinamos los suplementos ideales para su fisiología en particular.

Cuando llegué a la conclusión de que el TOHB no sería la panacea que había esperado, encontré la siguiente intervención más moderna: la quelación por vía intravenosa. La quelación es un proceso en el que se introduce un agente quelante (como el ácido edético o EDTA) dentro del torrente sanguíneo, para que "secuestre" los metales pesados como el mercurio, el plomo y el aluminio.

Sabiendo lo que sé hoy, no recomendaría la quelación intravenosa para ningún niño. Creo que es demasiado intensa para el organismo y existen otros abordajes más moderados que ayudan al cuerpo a eliminar los metales pesados y otras toxinas. He observado que lo mejor en términos generales es evitar cualquier modalidad invasiva.

Cuando inicié la quelación con Jack, pensé que estábamos logrando progresos: estaba más conectado y mejoró su lenguaje. Pero después de cerca de cuatro meses, empezó a mostrar una regresión. Presentó diarrea y ojeras oscuras, además de una apariencia general de desánimo. Su lenguaje se redujo en cierto grado y empezó a desconectarse de nuevo.

Un día noté que el cuello de una de sus camisas tenía mordiscos. Otro día ocurrió lo mismo con los puños y luego fue la falda de la camisa. Eventualmente, al final del día había destrozado su camisa.

Como es obvio, eso fue una señal de alarma.

Sabía que la *pica*, un término que describe la ingestión de objetos no comestibles, era algo generalizado entre los niños de países poco privilegiados debido a que sufren desnutrición. El niño busca de manera intuitiva los nutrientes que tanto necesita. Me resultó obvio que, en el caso de Jack y debido a la quelación, habíamos agotado sus nutrientes vitales, como el calcio y el magnesio. Nos tomó casi un mes reabastecer estos minerales con una dosis diaria elevada de un suplemento con multiminerales.

Este incidente me hizo tomar conciencia de que mi búsqueda de una panacea no estaba funcionando. Tendría que avanzar por una ruta diferente.

• **Capítulo tres**

# Cómo vencer un ambiente tóxico

En marzo de 2007 seguíamos viviendo en nuestra casa en Bridgehampton, Nueva York; era la misma casa donde había entrado el murciélago casi tres años antes. Había pasado un año desde el diagnóstico de Jack y nos preocupaba su salud, ya que presentaba infecciones constantes y crisis asmáticas muy frecuentes.

En repetidas ocasiones tuve que llevarlo a una clínica de atención ambulatoria para que le hicieran cultivos nasales. Sus síntomas relacionados con los senos nasales eran habituales y siempre daba resultados positivos de infección por organismos bastante graves. Odiábamos tener que administrarle antibióticos, pero la gravedad de las infecciones y la naturaleza invasora de las bacterias me motivaban a medicarlo.

También sufría de crisis asmáticas muy frecuentes y graves. Cuando yo era niña también tuve asma pero nunca al grado que presentaba Jack. Debido a mi entrenamiento como médica de urgencias, podía tratar las crisis intensas de asma a ojos cerrados, pero cuando mi hijo tenía un ataque, me volvía loca. Así de intensos eran.

Eso ocurrió en la época en que trabajaba como aprendiz con Sid Baker para desarrollar mis conocimientos como médica enfocada en el autismo. Pero Sid también era el médico que atendía a Jack. Un día, Sid y yo hablábamos por teléfono sobre las continuas infecciones y asma de Jack.

—Andie –dijo Sid—. Voy para allá. Llegaré en un momento.

Sid vivía como a 10 minutos de distancia y me dio un enorme gusto que quisiera ayudarme.

—Estupendo —respondí—. Te veo en unos minutos.

Cuando Sid llegó, entró por la puerta principal y me saludó. Luego aspiró larga y profundamente por la nariz.

—Tienes un fuerte problema de moho —señaló.

—¿En serio?

—Sí, realmente fuerte. Muéstrame dónde duerme Jack —añadió.

Lo llevé a la habitación trasera donde dormía Jack. La casa estaba construida en desnivel sobre la pendiente de una colina grande que corría directamente hacia la casa al nivel de ese cuarto. Aunque no teníamos ninguna filtración, el mal diseño de esta estructura conducía de manera invariable a un problema de humedad.

Mientras examinábamos la habitación, me percaté de que algunos de los zapatos en el clóset estaban cubiertos por una fina capa de moho. Aunque era un armario en constante uso, no un clóset de almacenamiento, el problema era realmente grave.

Sid y yo nos miramos uno al otro sin poder creer lo que veíamos y entonces él procedió a describir las posibilidades para solucionar el problema, como un elaborado sistema de ventilación en el semisótano y otras opciones. Pero ninguna de las soluciones parecía factible en términos económicos para nosotros.

—Mira —me dijo—, llama a alguien que se dedique a solucionar problemas de moho y pídele que examine el lugar, y que luego te indique las opciones. Si no puedes resolver el problema, ven a vivir a nuestra cabaña; está vacía hasta el verano. No puedes tener a Jack en esta casa como está ahora. Nunca mejorará.

Y luego de decir esto, se fue.

Al día siguiente llamé a una persona para que examinara el moho. Sacó sus herramientas y obtuvo muestras del aire. Tomó también muestras de los zapatos mohosos y de otras áreas de la casa que tenían probabilidad de representar algún problema. Al irse me dijo que se comunicaría conmigo en unos días.

Su llamada llegó en el curso de las siguientes 48 horas.

—Su casa tiene *Strachybotrys chartarum* —indicó—. Ese es el peor moho tóxico posible. También tiene crecimientos de otros mohos nocivos, pero este es realmente malo.

Demonios. ¿Y ahora qué iba a hacer con eso? Me metí a internet y busqué todos los efectos posibles del *Strachybotrys*: problemas respiratorios, inflamaciones cutáneas, obnubilación mental, supresión del sistema inmunitario y muchos más. Jack había exhibido muchos de esos síntomas.

—Basta —le dije a Pat—. Nos vamos a mudar.

Y así lo hicimos. Esa noche Pat, Jack, Sam y yo, junto con nuestro labrador dorado llamado Jake, nos mudamos a la cabaña de Sid. Estaba agobiada y asqueada, pero también fue un alivio. Parecía bastante probable que las infecciones crónicas y el asma de Jack se conectaran con el moho y ahora podríamos seguir con nuestra vida y —con suerte— dejar de luchar con esas enfermedades.

Nos había tocado lidiar con un murciélago y con las vacunas de rabia, y ahora teníamos un problema evidente de moho. Estaba decidida a explorar todas las posibilidades, porque la exposición a estos tipos de sustancias parecía estar afectando gravemente la salud de mi hijo. Pero todo esto hizo surgir nuevas preguntas en mi mente: ¿qué otras formas de toxicidad estábamos enfrentando?

## LA CARGA TÓXICA DEL MUNDO MODERNO

Me encantan la tecnología y todos los beneficios de la vida moderna, pero la industrialización y los avances tecnológicos crean productos y subproductos que contaminan nuestro planeta. Por desgracia, a diario nos exponemos a ellos.

Por ejemplo, los dispositivos inalámbricos son muy convenientes. Sin embargo, estamos rodeados de la radiación electromagnética que emiten y eso altera la barrera hematoencefálica que protege al cerebro en desarrollo de los niños. Las casas viejas pueden ocultar toxinas bien conocidas, como el asbesto y la pintura con plomo. Incluso los nuevos materiales de construcción pueden ser peligrosos, ya que emiten compuestos orgánicos volátiles (cov) y la madera tratada que se usa en la construcción puede contener arsénico. La Agencia de Protección Ambiental de Estados Unidos señala que los cov son gases que «pueden tener efectos adversos en la salud a corto y largo plazo».

Algunos productos farmacéuticos pueden llegar a las fuentes de suministro de agua. Yo quedé sorprendida cuando un colega descubrió algunos medicamentos fuertes para el corazón, entre otras cosas, en una muestra de agua de la llave. Aunque las partes por millón (ppm) podrían ser minúsculas, los efectos acumulativos que tienen esas sustancias sobre nuestra biología ameritan consideración seria.

El Environmental Working Group (EWG: Grupo de Trabajo Ambiental), una organización dedicada a la vigilancia ambiental y de salud personal, publicó en 2005 un emblemático estudio titulado *Body Burden: The Polution in Newborns* (Carga corporal: contaminación en recién nacidos) que es absolutamente esclarecedor. La Cruz Roja examinó de manera aleatoria la sangre del cordón umbilical de los recién nacidos en Estados Unidos en 2004. Las pruebas revelaron la presencia de 287 sustancias químicas en ese grupo de niños, incluyendo pesticidas, ingredientes de productos de consumo y residuos de carbón, gasolina y basura. De las 287 sustancias identificadas, 180 son carcinógenas conocidas, 217 son tóxicas para el cerebro y sistema nervioso, y 208 causan defectos del nacimiento y anormalidades del desarrollo en animales.

Cada uno de los bebés tenía en la sangre de su cordón umbilical 209 de las sustancias enumeradas. En el primer día de sus cortas vidas, la sangre que circulaba por sus venas antes de que siquiera hubieran respirado por primera vez ya estaba contaminada. ¡Los niños que nacen hoy día están inundados de toxicidad! Si a eso se le añade la «carga corporal» de una dosis diaria de químicos en los alimentos, productos de cuidado personal, productos de limpieza para el hogar, muebles, tapetes y el aire, la conclusión es lógica.

En cuanto a la salud ambiental infantil, el sitio web de la Organización Mundial de la Salud señala lo siguiente con respecto a la contaminación atmosférica en exteriores:

> La contaminación atmosférica en ambientes exteriores es considerable y está aumentando a consecuencia de la combustión ineficiente de los combustibles que se utilizan para el transporte, la generación de energía y otras actividades humanas, como la calefacción de los hogares y la cocción de alimentos. Los procesos de la combustión producen una mezcla compleja de contaminantes que incluyen las emisiones primarias, como las partículas de hollín

del diesel y plomo, junto con los productos de la transformación atmosférica, como las partículas de ozono y sulfato.

Se estima que la contaminación del aire exterior en zonas urbanas causa 1.3 millones de muertes anuales en todo el mundo. Los niños están en un riesgo particular debido a la falta de maduración de los órganos de su sistema respiratorio.

Como si la contaminación en el aire que respiramos no fuera suficiente como motivo de preocupación, el agua potable, que está bajo la regulación de los gobiernos estatales, contiene concentraciones aceptables de muchas sustancias químicas. En octubre de 2013, el EWG informó acerca de la propuesta del estado de California de una norma para el agua potable en cuanto a la sustancia cancerígena conocida como cromo hexavalente. Los opositores de la norma dijeron que el nivel máximo del contaminante de 10 partes por billón (ppb) que proponía el estado era demasiado elevado. Afirmaron que aparte de los efectos cancerígenos conocidos del cromo hexavalente, los mismos funcionarios de salud pública de California habían destacado otros riesgos potenciales para la salud, como la toxicidad hepática, a concentraciones menores a la norma propuesta. Pero debido a los cálculos de costo-beneficio de la norma de 10 ppb, el departamento de salud pública la aprobó en 2014.

Los alimentos que consumimos son otro problema potencial en cuanto a toxicidad, en especial en lo relacionado a los organismos genéticamente modificados (OGM). El propósito de modificar la genética de cultivos como el maíz y la soya es obtener resistencia a las enfermedades y aumento en las cosechas. El maíz y la soya son los cultivos OGM más grandes en Estados Unidos y se estima que 60 a 70% de los alimentos procesados que se venden en las tiendas de abarrotes de ese país contienen OGM.

¿Por qué la modificación genética de los alimentos es siquiera un problema? En 2009, la American Academy of Environmental Medicine (AAEM: Academia Estadounidense de Medicina Ambiental) señaló: «Diversos estudios con animales indican graves riesgos de salud asociados con los alimentos GM [genéticamente modificados], que incluyen infertilidad; desregulación del sistema inmunitario; envejecimiento acelerado; desregulación de los genes asociados con la síntesis del colesterol, regulación de insulina, transmisión de señales celulares y formación de proteínas; al igual que cambios en el hígado, riñón, bazo y sistema gastrointestinal». La AAEM ha pedido que los médicos aconsejen a todos los pacientes que eviten los alimentos GM.

Asimismo, la Unión Europea (UE) tiene las reglas más estrictas en el mundo en cuanto a los OGM. En junio de 2014, y después de una década de batallas legales, la UE llegó a un acuerdo en el que permite que sus estados miembros restrinjan o prohíban los cultivos de OGM en sus territorios.

¿Por qué nos preocupan todas las influencias tóxicas? Los riesgos sanitarios que se asocian con cualquiera de ellas son numerosos. La toxicidad en el agua, el aire, los alimentos, los artículos manufacturados y otros aspectos de nuestro ambiente se asocian con cáncer, alteraciones del sistema inmunitario, defectos del nacimiento, toxicidad en el cerebro y sistema nervioso, toxicidad hepática y más. La lista es infinita.

¿Y después de esto nos sorprende que tantos niños reciban actualmente un diagnóstico de autismo?

## LA TOXICIDAD EN NUESTRO AMBIENTE Y EL AUTISMO

Según los Centers for Disease Control and Prevention (CDC: Centros para el Control de Enfermedades) de Estados Unidos, se ha identificado que uno de cada 54 niños en Utah presenta un trastorno del espectro autista. Esta es una cifra que casi triplica la que existía en 2002. En respuesta a esta epidemia, la Harvard School of Public Health (Escuela de Salud Pública de Harvard) publicó en junio de 2013 un estudio dentro de la versión electrónica de la revista *Environmental Health Perspectives*. Este estudio pretendía encontrar un vínculo entre el autismo y la exposición a altas concentraciones de contaminantes atmosféricos dentro del vientre materno.

El autismo es, en parte, una manifestación de un planeta envenenado. Aunque creo que existen más factores involucrados aparte de las simples agresiones físicas que sufrimos los humanos, las causas del autismo pueden relacionarse con exposiciones tóxicas o ambientales en niños predispuestos. En el caso de los niños que desarrollan autismo se alcanza algún punto de inflexión tóxico. Sus vías bioquímicas se alteran a un grado en que sus organismos encuentran modos novedosos de funcionamiento a fin de afrontar la situación.

Entre las ciencias establecidas hay un consenso cada vez mayor en apoyo a la idea de que las causas ambientales contribuyen al desarrollo del autismo en niños que tienen una predisposición genética. Estas causas ambientales son numerosas, pero se pueden encontrar respuestas en los agrupamientos geográficos, como ocurre con la historia que se narra en el estudio de Harvard acerca de Utah.

Tenemos muchas teorías sobre quién exactamente tiene una predisposición al autismo, aunque los límites se han vuelto difusos a medida que continúa aumentando la frecuencia de este padecimiento. Sabemos que gran cantidad de niños con autismo provienen de familias con problemas inmunitarios o autoinmunitarios (como lupus, esclerosis múltiple, artritis reumatoide, enfermedad tiroidea) y problemas de metilación (como esquizofrenia y trastorno bipolar). Cuando se combinan estas predisposiciones con las suficientes toxinas ambientales, el autismo parece inevitable.

Las complejidades del cuerpo humano y el mero número de posibilidades de exposición a toxinas imposibilitan determinar una causa para todos los casos de autismo. Mi punto de vista es que se trata de la acumulación de capas de toxicidad: desde que el niño está dentro del vientre materno, la que proviene de la carga corporal materna, hasta la exposición a toxinas en los primeros años críticos del desarrollo.

Los autores del estudio de Harvard examinaron a los niños de Utah, al igual que de las demás entidades en Estados Unidos, todos ellos nacidos entre 1987 y 2002. Buscaron establecer una correlación entre las tasas de autismo y las concentraciones de contaminantes en las áreas donde vivía la madre durante el embarazo. Los datos mostraron que los niños que desarrollaron autismo tuvieron una probabilidad estadísticamente significativa de haber estado expuestos a las altas concentraciones de contaminantes atmosféricos mientras estaban en el vientre materno. La exposición al diesel, plomo, manganeso, mercurio, cloruro de metileno y una cantidad general de metales dentro del vientre materno «se asoció de manera significativa con un trastorno del espectro autista», donde la mayor asociación se encontró con la exposición a los residuos de diesel. El estudio afirma que «La contaminación atmosférica contiene muchas sustancias tóxicas que se ha comprobado que afectan el funcionamiento neurológico y que tienen efectos sobre el feto dentro del útero».

Otra asociación ambiental con el autismo se puede encontrar en el estudio que publicaron en 2007 los investigadores del Public Health Institute (Instituto de Salud Pública) de Estados Unidos. Estos autores se propusieron determinar si existía cualquier correlación entre las madres que vivían cerca de zonas donde se aplicaban pesticidas y la frecuencia de autismo entre sus hijos, basándose en la teoría de que el área de residencia de las madres cerca de sitios donde se aplicaban pesticidas durante periodos clave de la gestación se podía asociar con el desarrollo de trastornos del espectro autista. Analizaron la aplicación de pesticidas organoclorados según la cantidad (peso en libras) y la distancia de las madres gestantes con respecto al sitio de aplicación. Encontraron un incremento significativo en el riesgo de autismo relacionado con el peso en libras del pesticida aplicado, y ese riesgo disminuía al aumentar la distancia con respecto a los campos de aplicación.

Los investigadores del Health Science Center (Centro de Ciencia de la Salud) de la Universidad de Texas en San Antonio publicaron en 2009 un estudio que relaciona la contaminación atmosférica y el autismo. Examinaron específicamente la prevalencia de autismo en los distritos escolares de todos los condados del estado de Texas en 2002 y la cantidad de mercurio industrial derivado de la quema de carbón y de otras instalaciones industriales en 1998. Encontraron una correlación directa entre las libras de mercurio liberadas al ambiente y el aumento en las tasas de autismo. Lo que es más, se determinó que existía una relación inversa entre las tasas de autismo y la distancia con respecto a la fuente del contaminante, con una disminución de 1.4 a 2% en la prevalencia de autismo por cada 16 kilómetros de distancia de la fuente industrial o de la planta de energía eléctrica.

Con cada año que pasa, se acumula la evidencia que confirma la naturaleza multifactorial de la exposición ambiental y el riesgo de autismo. Existen nuevos y diferentes estudios que subrayan el mismo hecho básico: la toxicidad de nuestro planeta ha causado en parte la epidemia de autismo que ahora enfrentamos.

## VACUNAS Y AUTISMO

Cualquiera que se haya visto expuesto de cualquier manera a los medios de comunicación en la actualidad probablemente está enterado del debate que ahora existe en cuanto a las vacunas como causa del autismo. Esta es una discusión sumamente controversial y cargada de emotividad. Algunas personas creen que deben eliminarse las vacunas, en tanto que otras piensan que los niños pequeños requieren más inmunizaciones. Es desafortunado que el debate haya creado dos posturas vehementemente opuestas, porque aunque es posible que exista una correlación, no es posible dejar de vacunar a los niños. Una discusión más útil no debería centrarse en la decisión de vacunar o no, sino en cómo vacunar de manera segura con vacunas seguras.

Las vacunas tienen el propósito de incitar a nuestro sistema inmunitario a formar anticuerpos contra un virus o bacteria específico. Esto se logra al exponernos a una pequeña cantidad del virus o bacteria debilitada (viva) o muerta. Entonces, el sistema inmunitario emprende una respuesta al crear anticuerpos que eliminan a ese organismo. Si entramos en contacto con el virus o bacteria en sí, nuestro sistema inmunitario está preparado para eliminarlo, lo cual nos permite salir ilesos o, cuando menos, que la enfermedad sea leve.

Por desgracia, el cuerpo de un lactante no está equipado para preparar una respuesta inmunitaria tan apropiada como la de uno mayor. Su sistema inmunitario es demasiado inmaduro. Por ejemplo, si un niño recibe su primera vacuna triple DTT (difteria, tosferina y tétanos) después de los dos años de edad, sólo necesita dos dosis para lograr la inmunidad. Pero si empezamos a vacunarlo en la lactancia, recibe un total de cinco dosis de DTT. En la actualidad, nuestros niños reciben cerca de 36 vacunas para cuando cumplen los seis años, lo cual es más del triple con respecto a las 10 que se aplicaban en 1983.

Junto con un programa de vacunación cada vez más riguroso, las vacunas tienen ingredientes tóxicos como el aluminio y el formaldehido, y aunque el mercurio se eliminó de *todas* las vacunas infantiles, sigue estando presente en la vacuna contra la gripe (influenza) que se aplica *todos* los años a los niños.

También me preocupa el momento de aplicación de ciertas vacunas. Por ejemplo, la hepatitis B es una enfermedad que sólo se contrae al exponerse a los líquidos corporales de una persona infectada. Es obvio que un lactante que nace de una madre infectada debería recibir la vacuna, pero en Estados Unidos se vacuna contra la hepatitis B a todos los niños al momento del nacimiento, de nuevo a los dos meses de edad y otra vez entre los 6 y 18 meses. Sin embargo, los niños no están en riesgo de contraer esta enfermedad hasta la adolescencia, cuando inician la actividad sexual o utilizan drogas intravenosas; entonces, ¿por qué todos los lactantes deberían recibir la vacuna? El argumento es que el primer año de vida es un momento oportuno para garantizar que reciban la vacuna, ya que es más difícil hacer que los adolescentes acudan con el médico. Creo que esta es una vacuna que puedes decidir que se aplique en un programa de vacunación demorado, en particular si tu hijo muestra cualquier reacción adversa a las inmunizaciones.

Otra vacuna que se podría demorar u omitir en gran parte de la población general es la vacuna de la varicela. Unos cuantos niños podrían beneficiarse de prevenir esta enfermedad, pero no creo que sea necesaria en el caso de niños sanos. También estoy en desacuerdo con la nueva práctica de aplicar la vacuna de la varicela junto con la triple viral, que incluye sarampión, paperas y rubeola; es decir, se aplican cuatro virus en una sola inyección. Si eliges vacunar a tu hijo contra la varicela, considera pedir que la apliquen por separado de la triple viral.

No obstante, es importante recordar que sigue existiendo el riesgo de un brote de la mayoría de estas enfermedades. En 2014, al momento de estar escribiendo este libro, hemos tenido un número récord de casos de sarampión en Estados Unidos: 592. De 2001 a 2013, la media de casos anuales en ese país fue de 60. Cerca de uno de cada 1000 personas morirá a causa del sarampión, así que es conveniente inmunizar a la población para prevenir un brote. La tosferina es otra enfermedad que presenta un resurgimiento y en 2013 ocurrieron más de 18 000 casos en Estados Unidos. La mitad de los bebés que sufren tosferina necesitan hospitalización y la mayoría de las muertes relacionadas con esa enfermedad suceden en lactantes, así que es obvio que vale la pena vacunar de manera segura.

Mi propósito al explorar este tema no es convencerte en un sentido u otro acerca de la correlación entre las vacunas y el autismo, sino incitar a que se tomen acciones que nos protejan de estas enfermedades infecciosas, al mismo tiempo que se mantiene seguros a nuestros hijos de los ingredientes y regímenes potencialmente dañinos. Es necesario trabajar mucho en este campo, pero encontrar el justo medio y abrir la discusión será la forma más efectiva de beneficiar tanto a nuestros hijos como a su futuro.

## CÓMO LIBERAR A TU HIJO DE LA CARGA TÓXICA

Desde que diagnosticaron a Jack con autismo, ciertas cosas han llamado mi atención. Incluso si en un principio abordé estos temas con resistencia, han hecho que adquiera mayor conciencia. Esto es particularmente cierto si consideramos el grado en que contaminamos nuestro planeta y nuestros cuerpos.

A medida que empezamos el proceso de curación de Jack, seguíamos encontrando más problemas que atender. Descubrimos no sólo el moho tóxico, sino también pintura con plomo en los ladrillos de la chimenea. Y esto sólo fue la punta del iceberg. Consideramos los químicos en nuestros alimentos, agua, artículos de limpieza y productos para el cuidado personal. Incluso nos enteramos de la radiación electromagnética que proviene de los dispositivos inalámbricos y las microondas. Estaba rodeada de toxinas potenciales.

Como resultado, en esos primeros días estaba bastante exhausta. La situación era abrumadora y no parecía tener fin, pero a lo primero que me enfoqué fue a nuestros alimentos. Elegí comida orgánica e integral, y evité los alimentos procesados y empacados. Luego seguí con los productos de cuidado personal y descubrí la base de datos de Skin Deep del Environmental Working Group en www.ewg/skindeep, que es el mejor recurso existente para simplificar el proceso.

Soy una gran fanática del EWG. Proveen investigación sobre miles de sustancias químicas y productos, con la intención de informar al público acerca de la seguridad para el consumidor. Al ingresar a su sitio web, puedes buscar cualquier tipo de producto de cuidado personal y obtener los datos sobre la toxicidad. Clasifican productos como champú, dentífrico, jabón para bebé y protector solar en una escala que va de cero a diez. Los productos más sanos tienen una clasificación de cero a dos y a medida que aumenta la cantidad de químicos y toxinas potenciales en el producto, también aumenta la clasificación.

Después de investigar todo tipo de soluciones alternativas, eliminé los productos de limpieza ásperos y los sustituí con limpiadores naturales como jabón de castilla y vinagre blanco. Me enteré que a menudo el suavizante de telas contiene algunos de los peores químicos a los que nos podemos exponer y felizmente descubrí que poner vinagre blanco en el depósito de suavizante elimina la estática y suaviza la ropa. También elegí mobiliario, tapetes, pintura y otros artículos domésticos que no emiten COV (compuestos orgánicos volátiles). A medida que descubría todo tipo de alternativas eficientes —y económicas— empecé a sentirme realmente bien con mis decisiones. Estaba eliminando las toxinas en mi casa y también estaba reduciendo la contaminación del planeta.

Esto podría parecer abrumador y misterioso, pero no tiene que serlo. Empieza con cosas pequeñas. Cuando sea posible, elige alimentos orgánicos y elimina cualquier producto alimenticio que tenga OGM. Luego puedes seguirte con cosas como los productos de cuidado personal. Utiliza la base de datos Skin Deep de EWG para elegir opciones mejores y menos tóxicas. Inicia con el champú, la loción para cuerpo, dentífrico, maquillaje y cualquier otra cosa que uses para tu propio cuerpo y el de tu familia. Familiarízate con los ingredientes nocivos en tus productos de cuidado personal, como el laurilsulfato de sodio (SLS), los parabenos y otros químicos. En poco tiempo te volverás experto en leer las etiquetas y en elegir los productos que son buenos para ti.

También familiarízate con productos de limpieza alternativos y ecológicos, como el vinagre blanco y el jabón de castilla. Existen muchos libros y multitud de maravillosos recursos en internet. Si pintas tu casa o adquieres nuevos muebles, elige aquellos con productos de bajo olor y sin COV. Selecciona pijamas para tus hijos que se ajusten bien y que no estén tratadas con sustancias químicas retardantes de fuego. Si compras un nuevo colchón, consigue uno que no tenga retardantes de fuego u otros químicos dañinos. Y no uses insecticidas ni herbicidas en tu terraza o jardín.

Instala un filtro simple de agua bajo el lavabo y la regadera. Bebe agua filtrada en lugar de embotellada y si tu sótano es húmedo, coloca un deshumidificador. Coloca un filtro HEPA en los dormitorios durante las temporadas en que hay fuerte emisión de polen.

Existe una creciente cantidad de investigaciones acerca de la relación entre la exposición a radiación electromagnética (REM) y la permeabilidad de la barrera hematoencefálica. Esta relación se ha encontrado en el autismo y en el trastorno por déficit de atención con hiperactividad (TDAH). Sin embargo, el asunto de la REM fue inicialmente difícil de resolver para nosotros. Conseguimos que un biólogo especializado en construcción evaluara y examinara nuestra casa y él nos dio una larga lista de acciones que debíamos llevar a cabo. Quería que nos libráramos de todos los teléfonos inalámbricos, que apagáramos el Wi-Fi por las noches, que dejáramos de usar el horno de microondas, desconectáramos la electricidad en la habitación de los niños durante las noches, y muchas otras tareas. Al principio hicimos todas estas cosas, pero desde entonces he hecho algunas modificaciones realistas, ya que simplemente no era práctico.

Para empezar, te recomiendo que hagas las tres cosas que nosotros hacemos: deshazte de los teléfonos inalámbricos. La REM que emiten estos teléfonos es, por mucho, la mayor fuente de exposición en el hogar. Apaga el Wi-Fi por las noches y evita que tus hijos utilicen teléfonos celulares. Todo esto reducirá de modo espectacular la exposición a REM.

En lo que se refiere a desintoxicar el ambiente en el que crías a tu familia, empieza con cosas pequeñas. Elige aquello que sea lógico para tu hijo y tu familia. Cuando detienes ese tipo de exposición tóxica, puede disminuir la carga corporal y ocurrir la curación.

Cuando nos mudamos de nuestra casa en Bridgehampton en marzo de 2007 no fue cosa fácil. Dejamos la casa el día que descubrimos el moho tóxico, pero eso no fue el final del asunto. Yo tuve que regresar con un camión para sacar los artículos grandes, como el mobiliario de los niños y toda nuestra ropa.

Jack había estado recibiendo terapia de análisis conductual aplicado (ACA) a diario en una habitación especial que establecimos para él en

Bridgehampton. Cuando llegamos a la nueva casa, tuvimos que adaptar un cuarto similar, pero eso resultó un reto porque no había habitaciones adicionales. Convertimos una pequeña sala de estar en su cuarto de terapia.

Esta fue la primera mudanza de Jack desde que nació y pareció como si percibiera nuestra ansiedad y tensión. Podríamos vivir en esa casa hasta el final de mayo, pero después tendríamos que encontrar otra. El verano en los Hamptons es una época enloquecida para el mercado de las rentas, así que sería difícil encontrar algo razonable. Pero el alivio que sentimos al dejar atrás el problema del moho también fue maravilloso. La primera noche en la casa nueva, me acosté con Jack y Sam mientras empezaban a dormirse. Tuve una abrumadora sensación de tranquilidad y paz, porque sabía que el asma y las infecciones de los senos nasales de Jack se detendrían.

Tenía razón. En el primer mes de vivir allí la salud de Jack mejoró. Para abril ya no sufría las infecciones nasales crónicas y nunca volvió a tener otra crisis asmática.

Un día en que estaba sentada con Jack en el sofá de la sala, mirábamos por la ventana y desde nuestro asiento pude ver que Pat salía para subirse al auto.

—¡Papi va!

Volví la vista hacia Jack, que observaba a su padre.

Mi hijo acababa de pronunciar su primera oración de dos palabras desde el diagnóstico.

Apenas podía contener la emoción. Lo levanté en mis brazos y empecé a saltar con él por todo el cuarto.

—¡Sí, Jack! ¡Sí! ¡Papi va! —repetí. Estaba emocionada con esa oración y quería que supiera lo maravilloso que era.

Un mes después de dejar la toxicidad de Bridgehampton tuvimos este enorme avance. Ahora este tipo de pequeños milagros se han vuelto comunes en mi mundo. Hasta la fecha sigo saltando como respuesta, y Jack y yo bailamos juntos por toda la habitación.

• **Capítulo cuatro**

# Equilibrio energético

Justo antes de la temporada navideña de 2009, llevé a Jack con una homotoxicóloga de la ciudad de Nueva York llamada Mary Coyle, que además de ser homeópata certificada es madre de un niño con necesidades especiales. Cuando llegamos a su consultorio en Manhattan, nos encontramos en una oficina que, como era de esperarse, era muy pequeña, pero la eficiencia con que utilizaba el espacio sugería que había planificado todo con gran cuidado. Tenía un cómodo sofá blanco frente a un sistema de cómputo y entre los libros y juguetes había una variedad de dispositivos de aspecto bastante futurista.

—¿Cómo estás, mantequilla de maní? —le dijo a Jack.

De hecho, mi hijo volteó a mirarla. El término me resultó inusual, pero dada la respuesta de Jack, en última instancia me pareció adorable.

Mary se sentó conmigo y me explicó su equipo antes de darle a Jack una varilla de cobre para que la sostuviera. Este dispositivo se conectaba con el sistema de cómputo. Después me describió el proceso, mientras el equipo analizaba los órganos y sistemas de mi hijo.

—Estamos midiendo el grado de desequilibrio en los diferentes sistemas del organismo —explicó.

El programa de cómputo mostraba en pantalla una gráfica que registraba los altibajos de energía. Observé mientras el programa realizaba una serie de trazos de picos y valles. Luego Mary colocó otro dispositivo sobre docenas de puntos diferentes en la cabeza, manos y pies de Jack, y registró esas lecturas.

—Estoy revisando cada uno de los sistemas de su organismo que pueden haber sufrido un impacto negativo de las toxinas —señaló—. Para lograrlo, estoy midiendo órganos específicos, como el hígado o los riñones, seleccionando los puntos meridianos correspondientes en el cuerpo de Jack.

Para ese momento, yo ya había investigado el tema de la homotoxicología, así que estaba enterada de su premisa general. La desarrolló el médico alemán Hans-Heinrich Reckeweg. Se trata del estudio de la influencia de las homotoxinas (*homo* = ser humano, *toxina* = veneno) sobre el organismo y por medio de preparados homeopáticos intenta desintoxicarlo, corregir las alteraciones en los procesos inmunológicos a través de la inmunomodulación, y reforzar las células y órganos. A diferencia de la medicina occidental tradicional, la homotoxicología se enfoca en las causas de la enfermedad en lugar de los síntomas clínicos.

Cuando Mary terminó de reunir los datos de todas las lecturas, revisó conmigo cada uno de ellos. Escribió de modo muy específico los remedios con los que comenzaríamos, la manera de tomarlos y qué podíamos esperar.

—Cuando los niños liberan toxinas por medio de estos remedios, no es poco común que se derrumben en términos emocionales. Es muy posible que Jack experimente accesos de llanto o de melancolía extrema. —También describió otras posibles reacciones, como un aumento en los comportamientos repetitivos y en la hiperactividad.

—Apenas puedo esperarlo —le respondí medio en broma. Aun así, ciertamente me intrigaba su predicción.

Salimos de su consultorio y recuerdo haber tenido esa sensación familiar de optimismo, pero en esta ocasión estaba abordando el proceso de sanación de Jack desde una perspectiva holística. La homotoxicología buscaba eliminar las toxinas que obstaculizaban las propias capacidades innatas de Jack para sanar.

Empezamos con los remedios sin problema. Para variar, se administraban con facilidad y no tenían un sabor horrible. Al poco tiempo de eso, estuve feliz de empacarlos para llevarlos con nosotros a nuestro corto viaje anual a Maine, donde asistíamos al festival navideño en Kennebunkport. Desde hacía unos cuantos años teníamos esa costumbre y este año no sería diferente.

Desde que Pat y yo nos casamos unos años antes nos encantaba ir a las tiendas navideñas para comprar adornos que agregábamos a nuestra colección. Esa fue nuestra primera tradición como pareja y, de hecho, en nuestro primer viaje invernal a Maine ya estaba embarazada de Jack. Acababa de recibir la noticia de que mi amniocentesis era completamente normal, así que teníamos motivos para celebrar. Enterarme de que el bebé estaría bien me permitió finalmente comprar un juguete para él. Le compré un peluche —una oveja— que hoy representa un recordatorio agridulce de nuestro tiempo en Maine y de mis esperanzas de tener un bebé completamente «típico».

En el viaje que hicimos inmediatamente después de nuestra sesión con Mary, llegamos bastante tarde a Kennebunkport, y Pat y yo alistamos a los niños para acostarlos. Jack tenía cinco años y medio,

Sammy tenía cuatro y Ben tenía ocho meses de edad. Rentamos una casa y el dormitorio de los niños tenía literas. La litera inferior era una cama de tamaño matrimonial, así que puse a los dos niños mayores en la misma cama y acosté a Ben en una cuna portátil.

Me recosté con ellos para que se sintieran cómodos de quedarse dormidos en una casa desconocida. Ben y Sam se durmieron de inmediato, pero Jack no. Me quedé acostada junto a él, mirando las tiras de madera de la litera superior y pensando en que a los niños les encantaría despertar en ese ambiente. Parecía como un fuerte. Pero Jack estaba bastante intranquilo y al poco tiempo empezó a gemir.

Lo abracé y pronto sus gemidos se convirtieron en llanto. Durante los siguientes 30 minutos, Jack se dedicó a llorar continuamente. No eran gritos, como si tuviera algún dolor físico; simplemente eran sollozos interminables y tristes. ¿Cómo era posible que un chico de cinco años tuviera tanto dolor en su interior?

Al final se quedó dormido. Yo estaba un poco alterada con esa demostración de emoción, pero en cierto sentido también me sentí aliviada. Mary Coyle había predicho los accesos de llanto y de melancolía extrema a medida que Jack se fuera liberando de las toxinas en su cuerpo y eso era exactamente lo que había sucedido.

## CREACIÓN DE UN CAMBIO EN EL ORGANISMO

No hace mucho que los occidentales no estábamos enterados de qué eran la acupuntura ni la medicina herbolaria. Pero en la actualidad, lo que conocemos como medicina alternativa es algo que se acepta y se comprende más. Alrededor de 1999 gran cantidad de facultades de medicina empezaron a aceptar la medicina complementaria y alternativa (MCA) como un tema viable de estudio e implementaron este tipo de materias, que se conocen también como medicina integrativa o de mente-cuerpo, dentro de sus programas educativos.

Aunque las opiniones sobre la MCA son acaloradas, no existe duda de que los pacientes la utilizan. En 2008, los CDC publicaron datos en los que señalan que cerca de 40 por ciento de los adultos y 12 por ciento de los niños utilizan cuando menos un tratamiento alternativo. Por desgracia, muchos médicos ignoran la investigación más actualizada sobre este tipo de tratamientos, lo cual provoca que estén renuentes a considerar cualquiera de ellos para tratar el autismo. Al conservar ese viejo modo de pensar es posible que pasen por alto la oportunidad de indicar algo que pueda ayudar al paciente. Y finalmente, cuando el paciente ha agotado todos los tratamientos convencionales, busca por sí mismo las terapias alternativas.

Ese fue el camino que seguí durante los primeros días después del diagnóstico de Jack y fue hasta dos años después de haber intentado con muchos abordajes biomédicos que acudí con Mary Coyle. Pero la falta de conocimiento sobre esos tratamientos no invalida sus potentes efectos posibles.

Muchos de los tratamientos que pueden ser benéficos para el autismo se encuentran dentro del área del manejo de energía o sanación energética. En términos amplios, estas son terapias que manipulan o modifican la energía para incitar la respuesta sanadora innata del organismo ante una sustancia o provocación. Algunos de estos métodos han existido por miles de años, pero la evolución de la medicina convencional ha conducido a que se excluyan a favor de los nuevos descubrimientos farmacológicos y los abordajes más modernos de la medicina. Entonces, estos otros tratamientos comparten la clasificación de «alternativos», con respecto a aquellos que se han adoptado de manera más popular.

Este ámbito de modalidades podría parecerles falso a muchas personas, porque es frecuente que la sanación que se presenta sea sutil.

Lo que manipulamos en estos sistemas (p. ej., los meridianos de energía en la acupuntura) es invisible y no se puede definir con facilidad dentro de un laboratorio. Al examinar una, como las agujas en acupuntura, y compararla con otra técnica, como tomar pastillas, los procesos pueden parecer muy diferentes, y aunque en muchos sentidos esto es cierto, no sólo puede decirse que la meta sea similar (eliminar un síntoma), sino que ambos abordajes tienen en común otro aspecto más importante: un mecanismo preciso de acción que tiene un efecto evidente sobre el organismo y la mente.

Gran cantidad de evidencia científica muestra que los mecanismos de acción de los tratamientos alternativos son bastante eficaces. Uno de mis estudios científicos favoritos que llega a esa conclusión es el que llevaron a cabo dos investigadores franceses: los doctores Jean-Claude Darras y Pierre De Venejoul, en la década de 1980. La finalidad de estos médicos era confirmar la existencia de los meridianos de acupuntura (las vías a través de las cuales fluye la energía vital, o chi, del organismo). Inyectaron tecnetio radioactivo en los puntos de acupuntura de los pacientes y emplearon escaneos nucleares para seguir su trayecto. También inyectaron la sustancia en otros sitios que no eran puntos de acupuntura para mantener un control.

En los sitios que no eran puntos de acupuntura, el marcador radioactivo se dispersó alrededor del sitio de la inyección. Cuando se inyectó en los puntos de acupuntura verdaderos, el marcador siguió exactamente las vías de los meridianos. Lo que es más, cuando se insertó una aguja en un meridiano, el marcador radiactivo que circulaba por debajo de la aguja cambió su velocidad de flujo, lo cual confirma que las agujas de acupuntura estimulan la energía vital.

Los tratamientos alternativos pueden ser sustancialmente eficaces para muchas dolencias comunes, como el insomnio o la ansiedad, porque al enfocarse en el equilibrio de todo el organismo es posible eliminar no sólo los síntomas sino su causa subyacente. También creo que todas las enfermedades tienen un componente emocional y que dicho componente es tan importante como el aspecto físico más definible. En otras palabras, no podemos separar los sistemas físicos de la estructura emocional o espiritual del individuo.

Cuando consideramos la compleja naturaleza de los desequilibrios que existen en los niños con autismo, entonces parece lógico un enfoque que se centre en el organismo integral y en el cambio de las energías. Abocarse a un solo sistema podría servir hasta cierto grado, pero es mucho más probable que el retorno duradero a la salud provenga de un abordaje más holístico.

Las siguientes son mis tres modalidades holísticas preferidas que han resultado muy benéficas para mi hijo y para los síntomas difíciles de tratar del autismo. Aunque cada tratamiento complementa la propia capacidad de sanación del organismo al poner en marcha diferentes mecanismos, puedes utilizarlos en conjunto para restaurar el equilibrio en general. Y a pesar de que las diferentes modalidades adoptan diversas estructuras para crear una modificación en mente y cuerpo, todas tienen una meta parecida: restaurar de manera holística el equilibrio del niño.

## HOMEOPATÍA

Aunque estaba abierta a los tratamientos poco convencionales, cuando entré con Jack al consultorio de Mary Coyle seguía siendo escéptica. Muchas otras terapias me habían prometido tanto y, sin embargo, ¡habían sido una decepción! Pero cuando Jack tuvo esa reacción emocional tan fuerte aquella noche en Maine, me convertí en creyente: sólida y convencida.

La homotoxicología es tan sólo una rama del campo general de la homeopatía, que es un método terapéutico que desarrolló en 1796 el médico alemán Samuel Hahnemann. La homeopatía ejerce sus efectos en el cuerpo humano al provocar una respuesta curativa natural hacia una sustancia que, en grandes dosis, causaría los mismos síntomas que se intentan curar. Esto contrasta con el abordaje de la medicina convencional, que administra un medicamento que ejerce un efecto directo sobre un proceso biológico específico.

En cierto sentido, la homeopatía se basa en la premisa de que lo semejante cura lo semejante. Una sustancia que causa los síntomas de una enfermedad en una persona sana, curará los síntomas en una persona enferma. Por ejemplo, cuando cortas una cebolla, es probable que te lloren los ojos; entonces, el remedio homeopático para los ojos llorosos y con comezón se haría con extracto de cebolla. Los síntomas se pueden eliminar utilizando una sustancia que provoca una reacción similar en una persona sana.

Los remedios que se producen con sustancias derivadas de plantas (como una cebolla), minerales o animales se preparan mediante una dilución repetida en alcohol o agua. En general, la dilución continúa hasta el grado en que ya no quedan moléculas de la sustancia original, sino sólo su huella energética. Como es probable que supongas, es allí donde surge la gran controversia. ¿Cómo puede ser que una sustancia que sólo permanece *energéticamente* en el agua pueda tener un impacto en cualquier cosa y, más específicamente, cómo puede sanar el cuerpo?

A la comunidad científica se le dificulta aceptar cualquier cosa que no pueda ver, y utilizar una huella energética como medicina ciertamente se considera una especie de charlatanería. Pero cuando una científica muy escéptica se propuso desacreditar a la homeopatía exhibiéndola como inverosímil en términos científicos, se topó con una sorpresa.

Madeleine Ennis, farmacóloga e investigadora de asma en la Queen's University en Belfast, se propuso refutar la teoría de que un remedio químico, diluido al grado en que ya no contiene ninguna molécula de cualquier cosa excepto agua, puede seguir siendo curativo. Sus hallazgos de investigación se publicaron en la revista *Inflammation Research* en 2004. Ennis y su equipo examinaron los efectos de soluciones muy diluidas de histamina sobre los glóbulos blancos humanos, que están implicados en los procesos inflamatorios. El estudio, que se llevó a cabo en cuatro laboratorios diferentes, encontró que las soluciones homeopáticas —que estaban tan diluidas que la probabilidad de que contuvieran una sola molécula de histamina era cercana a cero— funcionaban exactamente igual que la histamina. Ennis admitió que este resultado fue totalmente inesperado, pero que era evidente que demandaba mayor investigación.

La homeopatía puede ser especialmente potente en el autismo, ya que es una modalidad que trata a la persona íntegra. Además, en vista de que el autismo presenta complicaciones en las áreas tanto física como emocional, la naturaleza holística de este método puede atender a muchos niveles las necesidades del niño.

Existen varios ejemplos de cómo resuelve más que tan sólo los síntomas o sistemas individuales. La homeopatía clásica es la disciplina de origen que se basa en el principio de que «lo semejante cura lo semejante», como se mencionó con anterioridad. Su mejor uso es para aliviar los síntomas comunes de cualquier padecimiento común, como el resfriado, la gastroenteritis o la fiebre del heno. Sin embargo, en manos de un excelente profesional de la homeopatía, puede utilizarse para producir una curación muy profunda.

La homeopatía secuencial se basa en la cronología de los traumas, sean físicos o emocionales, que se atienden desde el presente hasta el momento del nacimiento. Este proceso incluso llega a tocar los problemas ancestrales que quizá se transmitan hacia las generaciones actuales. Se basa en la huella energética de un suceso y utiliza preparados homeopáticos para redirigir la energía bloqueada de una persona, al resolver de manera sistemática cualquier trauma atrapado dentro del campo de energía. Rudi Verspoor, quien trabaja en el Hahnemann Center for Heilkunst (Centro Hahnemann del arte de curar) en Canadá, es un excelente profesional que se enfoca en la sanación desde esta perspectiva.

La terapia CEASE (Complete Elimination of Autistic Spectrum Expression [Eliminación completa de la expresión del espectro autista]) es un método que desarrolló el Dr. Tinus Smits según la hipótesis de que el autismo proviene de la acumulación de estrés y factores tóxicos. Estos factores podrían ser antibióticos, vacunas o infecciones de la infancia, como amigdalitis por estreptococo o el virus Epstein-Barr. Estos aspectos se atienden individualmente mediante dar al niño un remedio homeopático para el factor específico. A medida que se resuelven todos los estreses o factores tóxicos, el niño puede regresar a un estado de equilibrio. Los padres que han observado un deterioro notable en su hijo luego de un suceso específico, ya sea por una vacuna o enfermedad, quizá encuentren en la terapia CEASE una potente modalidad de curación.

La homotoxicología, el método que se utilizó con Jack y del que se habla al principio de este capítulo, es una práctica homeopática que se ocupa de librar al organismo de las toxinas que tal vez contribuyan a la enfermedad. Examina específicamente los sistemas orgánicos y la acumulación tóxica potencial, y busca proporcionar remedios que provoquen el drenaje o eliminación de estas toxinas y que permitan que el cuerpo restaure por sí mismo el equilibrio. En general, el efecto es parecido al de la terapia CEASE, pero examina de manera más amplia los sistemas del organismo y el funcionamiento del cuerpo, en lugar de concentrarse en incidentes específicos, como las vacunas o las infecciones bacterianas.

Pero sin tomar en cuenta cuál sistema se utilice o dónde se practique, el mecanismo de acción de todas estas formas de homeopatía es el mismo: se elige una sustancia extremadamente diluida para provocar la respuesta de sanación propia del organismo. A los padres les digo que la decisión de elegir un método en lugar de otro se basa en gran medida en aquello que ellos mismos consideran como un posible factor de influencia en el autismo de su hijo. Pero otro aspecto es la disponibilidad de profesionales. Algunos padres tienen una postura que les inclina fuertemente a acudir con un profesional «muy conocido», como Mary Coyle, y viajarán grandes distancias para verla. Otros no pueden hacer el viaje o pueden conseguir mejores resultados al encontrar un homotoxicólogo o terapeuta CEASE en su propia zona de residencia con quien puedan formar una relación a largo plazo. Gran parte de todo esto tiene que ver con elegir el remedio correcto y, en el caso de algunos niños, es necesario emplear un enfoque de ensayo y error. Dentro de mi propia práctica médica, un pequeño mostró grandes mejorías en su sintomatología a través de una combinación de dieta, suplementos y homotoxicología. Incluso Jack pudo lograr una liberación emocional significativa a través del llanto, como lo había pronosticado Mary Coyle.

Los expertos en estos métodos me han contado historias notables. Un homeópata clásico de la ciudad de Nueva York me describió una historia fenomenal acerca de un niño cuyos síntomas relacionados con el autismo se resolvieron con un solo remedio, al que se denomina *similium*. Describió al similium como la sustancia que provoca los síntomas patógenos que más se asemejan a la enfermedad del paciente. El homeópata me explicó que es muy poco común que se logre un efecto tan profundo con un remedio; como hemos discutido, es muy poco probable que se encuentre una panacea para un niño en específico. Sin embargo, como ocurrió con este niño en particular, a veces se alinean todas las estrellas.

# ACUPUNTURA

La mayoría de nosotros hemos experimentado en primera persona los beneficios de la acupuntura o conocemos a alguien que lo ha hecho. Quizás es uno de los tratamientos alternativos que más se aceptan en Occidente e incluso está incluido en la cobertura de algunas compañías de seguros médicos. Realmente me emociona su aceptación general, porque considero que puede ser de gran ayuda para los niños con autismo.

La acupuntura se desarrolló hace más de 2 000 años en China. En esencia, es un proceso que corrige los desequilibrios en el flujo de energía, llamada *chi* o *qi*, dentro del organismo. A esta energía se le conoce como energía vital y representa un papel en la mayoría de las culturas antiguas. En China se denomina *chi*, en India es *prana*, en Japón se llama *ki* y entre los nativos de América se conoce como *El Gran Espíritu*. La idea de la fuerza vital es esencial para las modalidades de sanación de muchas culturas.

Una energía vital elevada hace que un ser humano prospere en un estado de vibrante bienestar, en tanto que una energía vital débil provoca aletargamiento, fatiga y enfermedad. La acupuntura se basa en equilibrar y aumentar el chi para llevar al organismo a un estado de salud, lo cual se logra a través de colocar agujas muy pequeñas (o a través de estimuladores de presión o láseres) en los meridianos energéticos, que son las vías por donde fluye el chi.

En Occidente se han hecho muchos estudios para validar la acupuntura, incluyendo el más importante, que realizaron los médicos del Memorial Sloan-Kettering Cancer Center (Centro de Cáncer Memorial Sloan-Kettering) en Nueva York. Estos investigadores publicaron sus resultados de un metaanálisis (una reseña de muchos estudios de investigación independientes) sobre el uso de la acupuntura para el tratamiento del dolor crónico en cerca de 18 000 pacientes. El estudio comparó la cantidad de dolor crónico en los pacientes que recibieron un tratamiento verdadero con acupuntura, tratamientos falsos (es decir, tratamientos que incluyeron el uso de agujas, pero sin colocación adecuada en relación con el sistema de meridianos) y ningún tratamiento. El metaanálisis demostró que los pacientes que recibieron acupuntura verdadera experimentaron menos dolor que aquellos que recibieron tratamientos falsos o que no recibieron ningún tratamiento. Estos datos se publicaron en octubre de 2012 en los *Archives of Internal Medicine* y la conclusión fue que la acupuntura es eficaz para el tratamiento del dolor crónico, además de ser una «opción razonable de canalización». Esas son grandes noticias y son un fuerte indicador de la eficacia de la acupuntura.

Una variante de la acupuntura que me gusta especialmente para el autismo se conoce como Nambudripad's Allergy Elimination Techniques (NAET: Método Nambudripad de eliminación de alergias), por el nombre de la doctora que lo desarrolló. Me parece muy adecuado para el autismo porque en lugar de usar agujas emplea estimuladores de presión. Y cuando se trata a la mayoría de los niños, ¡es obvio que hay que evitar las agujas! Existen otras ramas de la acupuntura que tampoco usan y, con un poco de investigación, es probable que tú también puedas encontrar algunas otras opciones.

Durante un breve periodo en el tiempo en que tuve mi propia práctica médica, trabajé en la oficina de un acupunturista especializado en NAET y sus resultados con los niños con autismo eran increíbles. Recuerdo en particular a una niña que tenía graves problemas de integración sensorial y no podía salir a sitios públicos sin presentar un absoluto colapso emocional. Gritaba, se arrojaba al piso, se cubría las orejas y lanzaba alaridos. Cualquier nivel de ruido era demasiado para ella.

Cuando recibí a esta niña en las oficinas del acupunturista después de que se le había dado tratamiento, exhibió comportamientos que sugerían que ya no tenía ese problema. Caminó libremente por la habitación sin taparse las orejas y conservó la calma durante toda mi interacción con ella. Ya no presentaba colapsos emocionales y podía salir regularmente a la calle. La calidad de vida, tanto de ella como de su familia, cambió para siempre.

Cuando se aplica la acupuntura, el sistema del niño se equilibra de un modo que provoca una cascada de sanación. Por ejemplo, el NAET se enfoca en eliminar las alergias al modular el sistema inmunitario. ¿Recuerdas la estrecha asociación que tienen los sistemas inmunitario, digestivo y nervioso? Cuando se promueve el equilibrio en el sistema inmunitario a través de la acupuntura se generalizan los efectos por todo el organismo. Esa es la razón por la que se consiguió devolver un estado de equilibrio a esa pequeña que tenía graves problemas de integración sensorial.

La acupuntura tiene un impacto tan significativo en tantos niños con autismo porque aborda la sanación desde una perspectiva más amplia.

# NEURORRETROALIMENTACIÓN (*NEUROFEEDBACK*)

Cuando me enteré por primera vez de la neurorretroalimentación llevé a Jack con un profesional especializado que tenía un interés particular en los niños con autismo. Esta persona había tratado a cientos de niños y había logrado grandes resultados con muchos de ellos. Debido a mis conocimientos médicos, habló abiertamente conmigo sobre los diversos casos en que sus pacientes mejoraron de forma espectacular con sus métodos. Me contó sobre un chico que sufría los efectos debilitantes de crisis convulsivas que se presentaban varias veces por día, pero que mejoró al grado en que las convulsiones sucedían menos de una vez cada varios meses. También me habló sobre un niño que inicialmente podía enunciar apenas unas cuantas palabras infrecuentes y que, después de 40 sesiones, empezó a hablar con oraciones completas.

La neurorretroalimentación es una manera de controlar las propias ondas cerebrales que gobiernan las funciones de entrada y salida de información. Un cerebro sano puede hacer cosas como entender y desarrollar el lenguaje a una velocidad típica; recibe información en la forma de una nueva palabra y luego puede sintetizarla, para expresarla a través de emitir esa información en forma de habla y utilizar una nueva palabra. Este proceso esencial puede considerarse como un estado cerebral sanamente regulado. Sin embargo, los trastornos del desarrollo provocan la alteración de la experiencia vital temprana, lo cual interfiere con la capacidad del niño para regular por sí mismo estos estados cerebrales. Por tal razón, presenta déficits esenciales en su capacidad para tranquilizarse tanto física como emocionalmente, al igual que para controlar la información sensorial entrante.

En esencia, el entrenamiento de neurorretroalimentación enseña a los niños a controlar sus ondas cerebrales, al proporcionar retroalimentación constante por medio de una pantalla de computadora que muestra tanto la naturaleza como la intensidad de las ondas cerebrales en un momento determinado. Si el cerebro del niño está sobreexcitado, no puede aprender y la neurorretroalimentación enseña al cerebro a observar y luego a regular su actividad, con lo cual aprende a tranquilizarse.

Por medio de regular la excitación, este proceso da el equilibrio que requiere el cerebro para ponerse a trabajar en el aprendizaje.

Desde una perspectiva cerebral, la neurorretroalimentación atiende dos aspectos principales del autismo: el estado de sobreexcitación del cerebro y la falta de desarrollo de la conectividad funcional de las redes neurales que enlazan las diferentes partes del cerebro. Lo que es más, el uso de estos métodos entrena a estas conexiones subdesarrolladas a emitir descargas en conjunto. El proceso de *descarga* conjunta produce la formación de *conexiones* conjuntas. En otras palabras, se estimula la plasticidad cerebral y la conexión más robusta incrementa la conectividad de las diversas áreas del cerebro.

En el autismo, la sobreexcitación cerebral se puede observar en síntomas como la hiperactividad, ansiedad, frecuencia cardiaca acelerada e hipersensibilidad extrema ante los estímulos sensoriales. El subdesarrollo de las conexiones entre diferentes partes del cerebro se observa en la incapacidad para desarrollar el lenguaje y el habla, así como en la incapacidad para seguir un desarrollo social típico.

El proceso de neurorretroalimentación es muy sencillo. Se colocan sensores que se adhieren a la cabeza del niño, quien se sienta frente a un monitor de computadora donde se muestran diversos juegos de video y otros programas interactivos. Yo utilizo una interfaz con películas, para que mi familia pueda ver una película al mismo tiempo que se somete a neurorretroalimentación. La propia actividad eléctrica del cerebro del niño controla las imágenes, cambiando lo que ocurre en pantalla. El cerebro puede reconocer su capacidad para controlar las imágenes y de allí el uso del término *retroalimentación*. Este ciclo se observa y refuerza cientos de veces durante una sesión.

La neurorretroalimentación permite que el propio cerebro del niño aprenda a regularse. El niño que presentaba convulsiones experimentaba esos síntomas porque sus ondas cerebrales estaban completamente desreguladas. Como resultado de las sesiones a las que se sometió, pudo reentrenar a su cerebro a estabilizarse y reducir la reactividad de diversas funciones de recepción de información. En consecuencia, logró un mejor funcionamiento cerebral y menos convulsiones.

## CÓMO SACAR EL MEJOR PROVECHO DE LOS TRATAMIENTOS ALTERNATIVOS

Un niño con autismo es una persona única, sensible y brillante. Son el ejemplo vivo de los individuos que se benefician de un abordaje holístico. Tenía la corazonada de que, debido al grado de sus desequilibrios fisiológicos, Jack no podría sanar únicamente con abordajes biomédicos.

Como has visto, existen diferentes formas de tratamientos alternativos y, como también te habrás percatado, incluso existen muchos enfoques y mentalidades diferentes dentro de cada uno de ellos, como ocurre con la homeopatía. Pero las cualidades que comparten todos estos tratamientos también son su ventaja más poderosa: todos buscan equilibrar la energía y permitir que entre en funcionamiento la propia respuesta innata de sanación del organismo. Además, son extremadamente seguros.

Quizá también quieras considerar el Reiki, un método de sanación por «imposición de manos» que permite que la energía vital fluya y restaure el equilibrio en el cuerpo. Una técnica similar, la sanación pránica, es una disciplina de flujo/desbloqueo de energía que busca equilibrar el prana. Tengo varios amigos que son maestros de Reiki. Yo misma he tomado varios cursos en sanación pránica y realmente disfruto del componente meditativo, el establecimiento de intenciones y el trabajo con los chacras mayores y menores (los centros de energía del cuerpo que transmiten y reciben energía).

También me gustan mucho los aceites esenciales. Cada aceite tiene una cierta frecuencia y se puede utilizar para aplicaciones específicas. La lavanda se emplea de manera generalizada en Occidente por sus propiedades tranquilizantes y es posible que hayas notado que esta esencia se añade a muchos productos que se utilizan antes de dormir o por la noche, como champú corporal, jabones y lociones para bebé.

Hay textos enteros sobre las modalidades de sanación por medio de la energía: sanación y desintoxicación por medio de láser, baños de pies, saunas con rayos infrarrojos, Qi-gong y más. He observado que mis tres principales métodos son muy poderosos y accesibles, y que todas las demás técnicas merecen exploración a medida que las vayamos encontrando en nuestro camino.

Debido a la naturaleza única de cada niño con autismo, el proceso de sanación que elijas se basará hasta cierto grado en un sistema de ensayo y error, como ocurre con el proceso que se describe en el capítulo 2. No todo le funciona a todos, pero existen algunos indicadores principales que pueden orientarte en la dirección correcta. Asimismo, el mejor lugar para recibir una guía continua es al trabajar junto con un profesional compasivo que tenga un interés especial en los niños con autismo. Tus instintos son el factor más importante en este proceso, así que elige los sistemas que parezcan adecuados para ti y tu familia.

Cuando instruyo a los profesionales y a los padres acerca del mejor abordaje para un niño en particular, siempre comienzo con la pregunta: ¿cuáles son los tres problemas principales que quisieras atender? A partir de allí, pregunto sobre los tres elementos que les siguen en orden de importancia y que son problemáticos.

Existen dificultades comunes que comparten los niños con autismo, pero sólo los padres pueden decir a qué grado son dominantes. Se pueden elegir las modalidades con base en los problemas predominantes. La siguiente lista presenta los síntomas más comunes entre los niños con autismo y he proporcionado las pautas generales que podrían ser benéficas con cada uno de ellos:

- Si tu hijo tiene alergias, asma, eczema, o todos ellos, es probable que se beneficie de la acupuntura.
- Si tu hijo es delgado y no puede aumentar de peso, es probable que le beneficie la acupuntura.
- Si tu hijo presenta conducta autolesiva, probablemente se beneficie de la neurorretroalimentación.
- Si tu hijo presenta convulsiones, es probable que se beneficie de la neurorretroalimentación.
- Si tu hijo no verbaliza y es muy hiperactivo, probablemente le beneficie la neurorretroalimentación, pero si aparte de no presentar respuestas verbales es extremadamente alérgico, podría beneficiarse de utilizar primero la acupuntura.
- Si tu hijo es hiperactivo y no duerme, es probable que le beneficie la homeopatía y luego la neurorretroalimentación, una vez que adquiera mayor tranquilidad.
- Si tu hijo presenta comportamientos repetitivos todo el tiempo, probablemente le beneficie la homeopatía.

En realidad no existe una manera única de abordar el caso de un niño con autismo. Las variables sirven como indicios que nos ayudan a determinar con cuál abordaje iniciaremos. Un niño que presenta movimientos repetitivos constantes, además de un eczema grave, no necesariamente comenzará de igual manera que el niño que presenta también movimientos repetitivos continuos, pero que además tiene convulsiones. Sin embargo, el aspecto más positivo de todas estas modalidades alternativas es su perfil de seguridad.

Al abrirme al mundo del trabajo energético he descubierto posibilidades que de otro modo nunca hubieran ocurrido. Mi iniciación dentro de los ámbitos emocional y espiritual se debió a que el padecimiento de mi hijo me demandó que me percatara de ellos. Si queremos establecer una conexión con nuestros hijos y permitirles que alcancen su propia brillantez, entonces esos métodos son algo que debemos considerar.

Ha sido un viaje sorprendente. A medida que la ciencia se ponga a la par de estas modalidades de sanación por medio de la energía, se les aceptará de manera más generalizada. Pero no tenemos otros 100 años y nuestros hijos, con toda su complicada brillantez, demandan un abordaje holístico. Si te mantienes receptivo a las posibilidades, te prometo que, con la actitud correcta y con algunas de estas modalidades de sanación, abrirás para tu hijo posibilidades que nunca soñaste que fueran posibles.

Sonrío al recordar el episodio de llanto de Jack en Maine. Cuando empecé el protocolo de tratamiento, Mary Coyle me explicó en detalle que Jack podría experimentar accesos de llanto o periodos de melancolía, y pude atestiguar el poder de la homeopatía exactamente como ella lo pronosticó.

¿Pero por qué Jack respondió de ese modo? Tenía cinco años y, desde el punto de vista occidental, no tenía ninguna razón para llorar tan intensamente. No estaba herido físicamente ni hambriento, nadie le quitó su juguete favorito, su madre estaba con él, y se encontraba en un ambiente cálido y cómodo. De hecho, en las horas y minutos que condujeron al episodio de llanto, se mostraba bastante dueño de sí mismo.

La homeopatía funciona en el cuerpo emocional y espiritual del niño, no sólo en su cuerpo físico. El episodio de Jack fue la prueba que yo necesitaba para saber que había habido un cambio. Liberó algo y la energía se movió.

Para mí, como médica entrenada en Occidente, fue una estupenda lección en cuanto a los tratamientos alternativos. Toda la materia se define por el constante movimiento de los átomos, y se compone de protones y electrones que giran constantemente y que son invisibles. Sin embargo, los objetos que vemos, como una silla o un libro o una mano, son sólidos. El efecto de la terapia no se invalida simplemente porque no siempre sepamos cuál es su mecanismo o no veamos alguna prueba bajo el microscopio con nuestros sentidos físicos.

En los meses que habían pasado desde que Jack dijo su primera oración de dos palabras: «¡Papi va!», su lenguaje había alcanzado una especie de meseta. Decía oraciones ocasionales del mismo tipo, pero eran unas cuantas y con mucho tiempo entre ellas. Sin embargo, después de Maine, todo cambió.

En el par de meses que siguieron al episodio en Maine, Jack empezó a utilizar de manera regular oraciones con dos palabras y luego con *tres* palabras. Mi esposo siempre dijo que era como si se hubiera encendido un interruptor de luz y cuando pienso en ello me río conmigo misma, porque fue exactamente así.

La energía fluyó y su lenguaje se convirtió en nuestra luz.

• **Capítulo cinco**

# Descripción conductual

Poco tiempo después de que le diagnosticaron autismo a Jack intenté mantener cierto nivel de normalidad para él. Nos inscribí a ambos en un grupo de enseñanza musical para mamás e hijos que se reunía una vez por semana en el Centro Juvenil de Southampton.

El centro juvenil era un complejo deportivo grande, con actividades tanto en interiores como en exteriores, y nosotros tomábamos la clase en un gran salón en el fondo. La habitación parecía diseñada para clases de ballet, porque una de las paredes estaba cubierta por completo con espejos y había una larga barra de ballet que corría a lo largo de toda la pared de la habitación. Había grandes bolsas y cajas con instrumentos, además de otros objetos para crear música.

Cuando la instructora iniciaba la clase, todas las mamás y sus infantes se reunían en un círculo. En general había entre 15 y 20 parejas, y las mamás se sentaban con sus hijos sobre el regazo, mientras la instructora distribuía los instrumentos. Un día, la maestra entregó unas maracas, unos palillos de madera con estrías, panderetas, triángulos y otros instrumentos ruidosos para los niños, y después nos pidió que los fuéramos pasando a la siguiente pareja de madre e hijo, en una rotación continua.

Los niños sacudieron las maracas y bailaron. Algunos golpearon las panderetas y triángulos, evidentemente orgullosos de sus habilidades musicales. Cantaron, sonrieron y se la pasaron de lo mejor en una cacofonía de gozo infantil.

Cerca del final de la clase, la instructora sacó un conjunto de bellos tambores que provenían de diversas partes del mundo y que eran de todos los tamaños. Sus coloridos diseños y su hermosa calidad artesanal me recordaron sitios exóticos. La instructora colocó los tambores en un sitio de la habitación y entregó a cada una de las mamás un par de baquetas para que las pasaran a sus niños. Ese fue el momento cumbre de la clase.

Los niños corrieron con sus baquetas hacia cada uno de los grupos de tambores, donde tocaron un poco en cada uno. A veces ponían a un lado sus baquetas para participar en el tamborileo grupal, donde los niños se reunieron alrededor del tambor más grande para dar su propia versión del tamborileo con las manos y sus técnicas de bongó.

Pero cuando la instructora me entregó las baquetas, recuerdo que pensé: *Bueno, no las vamos a necesitar.* Y, como era de esperarse, mientras los otros chicos tocaban los tambores, mi pequeño se fue a una esquina de la habitación. Intencionalmente se había colocado frente al gran espejo y en lugar de tocar un tambor, lo giraba. Verificaba con gran cuidado su posición, le daba vueltas y volvía a revisar cómo había quedado. Sus ojos se ensanchaban, y chillaba y canturreaba mientras el tambor giraba perfectamente y a su gusto. Estaba totalmente cautivado.

Había estado girando de este modo los objetos desde que presentó los primeros síntomas de autismo. El primer objeto que puso a girar, y su favorito, era un plato de plástico para perros que le pertenecía a Jake, nuestro labrador dorado. Esa era su actividad favorita y, también, esa fue la conducta que nos sugirió a Pat y a mí que algo estaba mal con nuestro pequeño.

Cada vez que llevaba a Jack fuera de la casa, encontraba algún objeto —sin importar a dónde fuéramos— y le daba vueltas. Por ejemplo, encontraba cosas en los anaqueles de los supermercados o en la biblioteca pública, y las giraba hasta el cansancio. La gente lo miraba y vaya que lo miraba. Y luego volteaban hacia mí con mirada pesarosa, incómodos al darse cuenta de que el niño tenía algo que no era normal y que quizá su reacción había sido un poco grosera.

Así que me quedé sentada en la clase de música y observé a mi hijo mientras giraba los tambores, cuando me invadió una sensación familiar. Empecé a ponerme nerviosa y a sentirme avergonzada, suponiendo que de alguna manera yo era responsable del comportamiento aberrante de Jack. Mi familia sabía que no era mi culpa y, en consecuencia, me sentía más cómoda con ellos. Pero era mucho más difícil en público, donde los desconocidos no sabían que Jack tenía autismo. Eso siempre aumentaba mi deseo de encontrar una cura, una manera de «arreglar» a Jack.

Levanté la vista y noté que una de las otras mamás lo miraba fijamente. Se volvió hacia mí con esa expresión incómoda y pesarosa, percatándose de alguna manera de que estaba siendo un poco descortés. Hice lo que siempre hacía: corrí hacia Jack e intenté explicarle el uso correcto del tambor. Era lo menos que podía hacer para aliviar la tensión entre esa mujer y yo.

Esta era mi reacción hacia Jack. Intentaba «quedar bien», como si el hecho de controlar su comportamiento me volviera una mejor madre. Si a alguien no le gustaba lo que el niño estaba haciendo, tenía la obligación de lanzarme de inmediato a detener la conducta.

Eso fue lo que creí por largo tiempo, pero eso fue entonces.

## ¿EL AUTISMO ES UN TRASTORNO CONDUCTUAL?

La American Psychiatric Association (APA: Asociación Psiquiátrica Estadounidense) establece las pautas para definir los trastornos conductuales dentro de la medicina occidental. Publican el *Manual Diagnóstico y Estadístico de los Trastornos Mentales* (que ahora se encuentra en su quinta edición y que se conoce como DMS-5). Este manual busca proporcionar un conjunto estandarizado de criterios para la clasificación de los trastornos mentales. Definen a dichos trastornos como «un síndrome o patrón conductual o psicológico que ocurre en un individuo».

Para aclarar un poco más este concepto, los trastornos conductuales se consideran como trastornos emocionales en los que las conductas se expresan ya sea mediante acción externa (como agresión, impulsividad, coacción y desobediencia) o internamente, hacia uno mismo (como retraimiento, aislamiento, depresión o ansiedad).

Un ejemplo de trastorno conductual es el trastorno por estrés postraumático (TEPT), que puede ocurrir después de un trauma emocional extremo que implique la amenaza de sufrir una lesión o la muerte. Algunos sucesos que pueden conducir al TEPT incluyen experiencias de combate, incidentes de terrorismo, ataques físicos o sexuales en la adultez o infancia, un accidente grave o un desastre natural. Los individuos con TEPT pueden exhibir conductas de evitación, por ejemplo, al mantenerse lejos de ciertos lugares, sucesos u objetos que les recuerdan el hecho traumático. Quizá tengan síntomas de hiperexcitación que les provoquen sobresaltarse con facilidad, tener dificultades para conciliar el sueño o presentar estallidos de enojo. Debido a esos síntomas, la APA considera a este padecimiento psiquiátrico como un trastorno conductual.

Otros trastornos mentales, definidos de acuerdo con un conjunto de patrones de comportamiento, incluyen el trastorno de conducta, el trastorno negativista desafiante, el trastorno bipolar y la esquizofrenia. Una persona con una de estas enfermedades exhibe conductas aberrantes que demuestran un agudo contraste con los comportamientos de los individuos «típicos».

Un niño con autismo mostrará también conductas aberrantes. Es posible observar que algunos niños sacuden las manos en forma excesiva, en tanto que otros caminan sobre las puntas de los pies de manera frecuente o consistente. Quizá otros niños sólo miren de reojo y otros más, como mi Jack, giren objetos continuamente.

Como hemos explorado hasta este momento, cuando observamos a un niño con autismo a través de la lente biológica pensamos que tiene un sistema nervioso que ha sufrido un daño significativo. Es frecuente que los sentidos de estos niños sean tan sensibles que afrontar la información que llega a diario a sus cerebros les resulte abrumador. A menudo, sus sistemas inmunitarios tienen un fuerte compromiso y en ciertos casos presentan una sobrerreacción, mientras que en otros no muestran la respuesta apropiada.

Un niño que mira por el rabillo del ojo podría estar haciéndolo porque tiene una deficiencia en su visión periférica o porque la luz directa le resulta muy dolorosa. Un niño quizá sacuda las manos porque es su única manera de determinar dónde se ubican sus brazos en el espacio; sin sacudir las manos, es posible que no se percate de que sus brazos están unidos a su cuerpo. Estos niños sufren las consecuencias de un defecto bioquímico que hace que vivir en su propio cuerpo resulte, en el mejor de los casos, incómodo y, en el peor, intolerable. Sin embargo, la APA clasifica al autismo como un trastorno *conductual*.

Las causas de las conductas de los niños con autismo son muy diferentes de las causas en otros padecimientos que se consideran como trastornos conductuales, como el TEPT. El trauma emocional que experimenta un sobreviviente de TEPT causa un patrón de comportamientos definidos por el trastorno. Existe una relación causal directa entre los comportamientos que exhiben estos pacientes y el suceso que les causó daño. En los niños con autismo no existe esa relación con algún acontecimiento emocional específico. Sus conductas, aunque ciertamente se consideran como «patrones de comportamiento» dentro de este grupo, son manifestaciones de sus intentos por sobrevivir en un cuerpo que, en el mejor de los casos, es incómodo para ellos.

¿Por qué existen siquiera este tipo de etiquetas? En nuestro modelo médico hay una necesidad de asignar una etiqueta a cada patología, y la etiqueta del autismo se centra en los comportamientos aberrantes de las personas que tienen este padecimiento. La razón de la etiquetación es comprensible —de modo que los gobiernos o las empresas aseguradoras puedan pagar por los servicios— pero, como en el caso de algunas de las terapias más decisivas, el tratamiento y los servicios dirigidos a ayudar a estos niños se fundamentan en el deseo de «corregir» estas conductas.

Los niños con autismo tienen una base biológica para hacer lo que hacen, en respuesta a alteraciones bioquímicas bien definidas. ¿Qué bien se obtiene de acabar con un comportamiento aberrante si nunca descubrimos su razón subyacente?

Debido a que el autismo se considera un trastorno conductual, la terapia principal que financian el gobierno y las compañías de seguros es el análisis conductual aplicado (ACA) y, como hemos dicho, los dos únicos fármacos que ha aprobado la FDA para el tratamiento del autismo son dos medicamentos antipsicóticos, que están diseñados para suprimir la conducta indeseable. Cuando etiquetamos de este modo a los niños con autismo, no servimos a sus intereses. Si en lugar de ello intentáramos comprender la motivación detrás de sus conductas y las razones para su comportamiento, atenderíamos mejor sus necesidades.

La mayoría de los padres quieren que sus hijos descubran plenamente su individualidad y ayudarles a alcanzar por completo lo que sea que les hace ser especiales. Pero acabar con las conductas y tratar de forzarlos a la conformidad logra lo contrario.

## ¿POR QUÉ LOS NIÑOS CON AUTISMO ACTÚAN DE ESE MODO?

Cuando Jack pasó repentinamente de actuar como el infante típico a convertirse en un niño que insistía en girar cuanto objeto tuviera en sus manos, no fue en respuesta a algún reto emocional traumático al que haya sucumbido de manera súbita. Simple y llanamente, su sistema nervioso sufrió una lesión.

El sistema nervioso humano es una red fascinante pero delicada de sistemas interrelacionados que crea nuestra experiencia a medida que interactuamos físicamente con nuestro mundo. Es el director general de nuestro cuerpo, el capitán del barco que regula todo, desde nuestros sentidos hasta nuestra frecuencia cardiaca y nuestra respiración.

El sistema nervioso central incluye al cerebro y la médula espinal. Se compone de una red de células llamadas neuronas que transmiten señales eléctricas. Nuestra médula espinal recibe información de nuestra piel, articulaciones y músculos, y la transmite a través de los nervios que controlan nuestros movimientos. Nuestro cerebro recibe información directa de nuestros ojos, oídos, nariz, boca y del resto del cuerpo a través de la médula espinal.

El sistema nervioso periférico comprende todo lo que está más allá del cerebro y la médula espinal, y depende tanto del control voluntario como del involuntario. La parte voluntaria nos permite mover nuestros brazos y piernas a través de los nervios que viajan desde el cerebro hasta nuestros miembros. La parte involuntaria se conoce como sistema nervioso autónomo y regula cosas como la temperatura y la digestión.

El sistema nervioso autónomo tiene tres partes: *1* el sistema simpático, que controla la respuesta ante el estrés (pelea o huida); *2* el sistema parasimpático, que controla la respuesta asociada con el reposo y la digestión; y *3* el sistema entérico, que controla el funcionamiento intestinal.

Si queremos comprender por qué nuestros hijos se comportan de ciertos modos debemos entender al sistema nervioso. Existen muchos sitios de lesión en este sistema y la complejidad de las interrelaciones puede manifestarse en cualquiera de las conductas que se observan en nuestros hijos. Debido a la naturaleza defectuosa de sus sistemas nerviosos, los niños con autismo están atrapados en un mundo donde la estimulación es exagerada. En el caso de muchos de ellos, sus sistemas nerviosos funcionan a marchas forzadas y el área relacionada con la respuesta ante el estrés (el sistema simpático) provoca todo tipo de caos en su realidad. Todos los niños con autismo se comportan de un modo que sirve para mitigar la incomodidad que sienten como resultado de su sistema nervioso lesionado y defectuoso.

Caminar sobre la punta de los pies es un ejemplo de una conducta que se puede correlacionar fácilmente con una alteración del sistema nervioso. Este comportamiento podría ser el resultado de un defecto en el sistema vestibular, que es el sistema sensorial que con frecuencia tiene alteraciones en los niños con autismo. Se ocupa del equilibrio y del sentido de orientación espacial. El cerebro recibe información de los ojos, músculos y articulaciones, y del aparato vestibular en los oídos. Esto proporciona la principal información sobre el movimiento y el equilibrio. Pero caminar sobre la punta de los pies también podría provenir de un defecto en el sistema visual-vestibular, debido a una distorsión en el campo visual del niño.

Sin importar cuál área del sistema vestibular tenga una afectación, el niño que camina sobre la punta de los pies está compensando el procesamiento sensorial disfuncional e intenta afrontar la perspectiva distorsionada de su ambiente.

Sacudir las manos también se considera como un fuerte indicio de desequilibrio sensorial. Algunos niños sacuden las manos cerca de sus ojos, utilizando su visión periférica como parte de este circuito, lo cual es una fuerte indicación de que la información visual presenta alteraciones a este nivel. También puede ser una conducta que ayude al niño a atraer la atención hacia la orientación espacial de sus miembros. En otras palabras, sacudir las manos le ayuda a saber dónde están sus brazos en relación con su cuerpo y con el espacio circundante.

La manera en que a Jack le encantaba girar los tambores en la clase de música era un mecanismo de afrontamiento que demostraba que se trataba de un niño en tal estado de desequilibrio que la posibilidad de un comportamiento «normal» estaba totalmente fuera de su alcance. Como todos los niños que pasan de ser infantes típicos a recibir un diagnóstico de autismo, su sistema nervioso tenía una alteración tan grave que lo típico ya no era posible.

Algo que es muy interesante acerca de los niños clasificados con autismo es que, aunque representan una población con necesidades particularmente diversas, existe una notable semejanza en las conductas y características que predominan en el trastorno. Unas cuantas de ellas son:

- Caminar sobre la punta de los pies.
- Sacudir las manos.
- Alinear juguetes/objetos.
- Girar objetos o girar ellos mismos (hacer piruetas por la habitación).
- Demora en el habla o interacción no verbal.
- Cubrirse las orejas en respuesta a muchos sonidos.
- Evitar el contacto visual.
- Utilizar los juguetes en forma inapropiada (p. ej., girar las ruedas de un cochecito de juguete).
- Lastimarse al golpear la cabeza contra objetos o morderse las manos.
- Mirar por el rabillo de ojo (que es especialmente común mientras corren alrededor del perímetro de una propiedad que tenga una cerca).
- Aparentar sordera, al no mostrar una respuesta de sobresalto ante ruidos fuertes.
- Parecer insensibles a los estímulos dolorosos, como moretones, cortadas y lesiones.
- Entrecerrar o cubrirse los ojos frente a diferentes fuentes de luz.
- Probar u oler objetos no comestibles en su ambiente.

Podría enumerar 50 elementos que son comportamientos que se observan comúnmente en los niños con autismo y que se pueden encontrar en cualquier lista de verificación para la detección de la conducta autista. Mientras más grave sea la clasificación del niño en el espectro, mayor es la probabilidad de que exhiba conductas comunes.

Cuando diagnosticaron inicialmente a Jack, tenía 40 de las 50 conductas listadas. Aunque tenía muchas de ellas, estaba agradecida de que no presentara comportamientos autolesivos, como golpearse la cabeza, rechazar el contacto físico o mostrar dificultades con el entrenamiento de esfínteres. Siempre me permitía abrazarlo y buscaba con facilidad mi atención cuando estaba a punto de ir a la cama. Le gusta acurrucarse y también alcanzó el entrenamiento de esfínteres para los tres años y medio de edad.

Existe casi un número infinito de posibles combinaciones conductuales. Los niños a los que atendí en mi consultorio privado se ubicaban en un rango de leve a grave dentro del espectro autista y no había ninguno que se pareciera a otro. Incluso puedo pensar en niños con una afectación igualmente grave que tenían presentaciones completamente diferentes.

Una hermosa niña de cinco años no presentaba lenguaje, pero estaba en constante movimiento. Pasaba gran parte del tiempo girando por la habitación y con frecuencia arremetía y corría a gran velocidad de un lado a otro. Todo ese tiempo sacudía las manos mientras gorjeaba y lanzaba gruñidos. Un pequeño, también de cinco años y que tampoco hablaba, estaba muy contento abrazando sus juguetes y otros objetos. Los ponía bajo la luz, los olía y probaba. Se mantenía totalmente encapsulado de manera pulcra y predecible dentro de su pequeño ambiente privado.

En tanto que la niña revoloteaba interminablemente por todo el cuarto, el niño controlaba por completo una pequeña área. Ambos presentaban una afectación grave, pero tenían dos modos diferentes de compensar el aspecto alterado dentro de su sistema nervioso.

Sin importar cuál de estas actividades realice el niño, en esencia está intentando darle sentido a su ambiente o responde de la mejor manera posible a un desequilibrio en la información entrante y saliente. Por ende, es muy importante que entendamos al niño desde su perspectiva.

Aunque no tengamos la respuesta exacta para explicar la razón por la que ocurre una conducta, es útil entender que existe un desequilibrio. Sin embargo, en muchos casos podemos usar esas conductas para obtener claves útiles de dónde reside el problema.

Cada niño, con su multitud de conductas compensatorias, es un acertijo que merece la pena investigarse, y las complejidades del autismo demandan un abordaje que incluya las consideraciones biomédicas, energéticas y conductuales.

Si alguna vez ha existido un padecimiento para el que *no* hay una explicación que se ajuste a todos, ese es el que ocurre en el niño con autismo.

## ¿CÓMO RESPONDEMOS A LAS CONDUCTAS DE UN NIÑO?

Hasta la fecha me sigue torturando una publicación reciente en Facebook que subió una adolescente con autismo. Su publicación fue en respuesta a los actos de los directivos escolares y del cuerpo estudiantil hacia un adolescente con autismo que no presenta lenguaje verbal.

La escena que dio motivo a esto ocurrió en el gimnasio de una preparatoria durante una junta estudiantil. El chico, que se cubría los oídos y se mecía en una esquina, saltó de pronto y salió corriendo del gimnasio. Su auxiliar corrió tras él y luego personas lo siguieron. Lo arrastraron de regreso al gimnasio entre sus gritos y esfuerzos por escapar. Después de que varias personas lo detuvieron, tiraron de él y lo forzaron a regresar al gimnasio, finalmente accedió. Derrotado, se quedó sentado en una esquina, se cubrió los oídos y empezó a mecerse de nuevo.

En ese momento, el cuerpo estudiantil estalló en vítores hacia los asistentes que regresaron al chico al gimnasio. Pensaban que habían hecho algo realmente bueno y celebraron su triunfo.

Sin embargo, la joven con autismo responde a ello en una carta en la que demuestra su desconsuelo y describe la sensación desde la perspectiva del chico. La junta estudiantil es ruidosa y llena de gritos. Sentarse a escuchar los ruidos que se van intensificando resulta sumamente doloroso. Aumenta su ansiedad y también el dolor de cabeza y cuerpo. Sus niveles de ansiedad siguen creciendo y el temor lo domina, y ese miedo es tan imperioso que siente que morirá. La ansiedad y el temor son tan abrumadores que no puede tolerarlo ni un instante más, así que huye.

Pero luego lo obligan a regresar y lanzan aclamaciones. No entienden su mundo. En momentos como esos, la sociedad ha dictado una respuesta ante la conducta, la cual después se ejecuta sin importar el costo. Es obvio que resulta desconsolador.

En respuesta a esta historia, quisiera hacerte una pregunta: ¿alguna vez has visto al infante típico que tiene un berrinche? Debido a que los infantes están en medio del infame periodo de los «terribles dos años», es posible que estén bien un instante y que al siguiente algo los haga explotar, luego de lo cual se desata el infierno. Es posible que hayas sido testigo de esto en una tienda o en algún otro sitio público. Estos niños se lanzan al piso, pataleando y gritando, y aúllan como animales atrapados.

Estos chicos responden a algo en su ambiente. Quizá no consiguieron el juguete que querían o ese cereal para desayuno que vieron por televisión, o tal vez sólo estén hambrientos o cansados.

Los berrinches han desconcertado durante décadas a los psicólogos y a los expertos en crianza infantil. A últimas fechas, el consenso parece recomendar que se les deje seguir su curso. Los expertos advierten que tratar de detener la conducta es contraproducente y que casi seguramente conducirá a un berrinche todavía mayor. Dicen cosas como «Asegúrate de que el niño esté seguro y no pueda lastimarse» o «Lleva con gentileza a la niña a otro sitio fuera de la vista de los demás y dale una forma segura de expresar su enojo para que se calme».

Ahora ya no se culpabiliza a los padres como antes por tener un niño rebelde. El comentario crítico de «¿Qué no puede controlar a su hijo?» ya no está tan generalizado como solía estarlo y ahora que se ha eliminado la responsabilidad en cuanto a detener el berrinche, los padres muestran mucha más empatía entre sí cuando son testigos de este tipo de conducta.

Los berrinches son un excelente ejemplo de un dilema que ha azorado por años tanto a los padres como a los expertos. Pero un elemento que quizá sea más importante acerca de este asunto no se refiere sólo a que haya confundido a padres y expertos, *sino que, de hecho, lo han adoptado como una incógnita que debe resolverse*. Se ha intentado y fallado con muchos métodos para resolver la ocurrencia de los berrinches, de modo que brotan nuevos métodos que se ponen en práctica. Este es un dilema. Intentamos con un método y este falla, y luego intentamos de nuevo hasta encontrar una solución aceptable. Y a través de esta exploración se ha propuesto una directiva general: debemos crear un ambiente para el niño, de modo que el síntoma del problema —el berrinche— pueda ocurrir de una manera segura y no destructiva.

Sin embargo, en el caso del chico en la junta estudiantil en el gimnasio, se le forzó a permanecer en un ambiente, a pesar del intenso nivel de sufrimiento que soportó al estar allí. Exhibió sus propios síntomas —taparse los oídos y mecerse en una esquina— pero en lugar de darle un ambiente seguro en el cual existir, se le obligó a conformarse a la conducta aceptable de estar en el gimnasio durante la reunión estudiantil.

En casos como estos, el autismo no se considera como una incógnita.

¿Qué hubiera pasado si el joven del gimnasio se hubiera encontrado con una persona que entendiera que su comportamiento era una respuesta ante su ambiente? ¿Qué tal si esa persona se le hubiera acercado y ofrecido un ambiente más tranquilo? ¿Qué hubiera pasado si la gente hubiera entendido que el niño estaba haciendo lo mejor posible dentro de esas circunstancias? ¿Qué tal si alguien le hubiera mostrado compasión?

La manera de responder frente a la conducta aberrante de un niño con autismo no es obligarlo a dejar de presentar esas conductas sino, más bien, investigar su significado. Esto requiere que consideremos dichas conductas como un acertijo y, para resolverlo, debemos encontrar respuestas. Encontrar respuestas requiere que hagamos preguntas.

Y hay muchas preguntas qué hacer.

¿Qué está experimentando el niño? ¿Por qué está haciendo lo que hace? ¿Qué ocurre en el mundo del niño? ¿Qué factores existen en su cuerpo físico o en su ambiente inmediato que perpetúan esa conducta? Para encontrar respuestas a esas preguntas como padres, maestros y cuidadores de las personas con autismo, debemos educarnos. Debemos meternos en la mente de tantas personas con autismo como podamos y hacer preguntas.

Resolver un acertijo como este quizá requiera convocar a los expertos, pero el mejor experto de un niño con autismo es su padre o madre. Aunque los profesionales que se especializan en algún aspecto relacionado con la sanación del cuerpo, mente o espíritu pueden dar su ayuda, los padres tienen el mayor potencial de ser expertos, porque son quienes mejor conocen al niño.

A través de extensas lecturas y de mis propias observaciones de Jack, he llegado a comprender el autismo de un modo que abre posibilidades de intervenciones que le han servido a mi hijo. Observo a Jack y me hago preguntas. Si muestra una hiperactividad extrema, me pregunto si se relaciona con algo que comió o con un desencadenante ambiental. Si se cubre los oídos, me doy cuenta de que quizá lo estén sobreestimulando los ruidos. Pero a veces se cubre los oídos, los descubre y luego los vuelve a cubrir, como si estuviera experimentando con los sonidos. No siempre puedo interpretar si está angustiado, lo cual, por supuesto, es importante con relación a si existe un problema que se tiene que resolver.

Existen docenas de libros que han escrito niños y adultos con autismo. Considero que estos son el mejor recurso colectivo para obtener respuestas para las amplias preguntas sobre el comportamiento y sobre cómo se siente vivir siendo ellos. Mis favoritos aparecen dentro de la sección de Recursos al final del libro, para formar una lista más completa. Algunos ejemplos son *La razón por la que salto*, *The Mind Tree, (El árbol de la mente) How Can I Talk If My Lips Don't Move? (¿Cómo puedo hablar si mis labios no se mueven?)* y *Pensar con imágenes*.

Podemos elegir nuestra manera de responder a las conductas. Si un niño camina sobre la punta de los pies, mira de reojo o sacude las manos, no tenemos que detener esos comportamientos. Podemos aceptarlo como es y realizar acciones útiles para sanar un sistema de procesamiento sensorial que está dañado. Si un niño alinea sus juguetes o tiene que seguir rígidamente una rutina matutina, acepta la situación en la que vive hoy día y permítele controlar. En lugar de detener estas conductas, esfuérzate por resolver los problemas esenciales que quizá residan dentro de su fisiología o en algún otro aspecto de su ser integral.

Si un niño se golpea la cabeza o exhibe alguna otra conducta autolesiva, no la hagas a un lado como subproducto natural del diagnóstico. Busca las respuestas. Trabaja junto con un profesional calificado para averiguar por qué ese niño está llevando a cabo esa conducta extrema. ¿Tiene dolor? ¿Odia ir a la escuela porque lo tratan mal? La gente hace las cosas por una razón. Descubre la razón, en lugar de condenar la conducta.

Cuando entras en el corazón y la mente de los individuos con autismo, y cuando entiendes cómo se siente vivir dentro de su cuerpo, puedes acercárteles con compasión y con intervenciones significativas.

El enigma del autismo es multidimensional y podemos intervenir al nivel físico para ayudar a los organismos de esos niños a recuperar el equilibrio. Pero también tenemos una oportunidad de ver una imagen más generalizada de quiénes son en realidad. Y si damos los pasos necesarios para resolver el acertijo conductual, podremos ver esa imagen por nosotros mismos.

Después de que esa madre se quedó mirando fijamente a Jack mientras giraba el tambor, me acerqué a mi hijo para explicarle la manera correcta de tocar ese instrumento. Esa era mi manera normal de intervenir. Cuando hacía algo extraño, yo impedía la conducta.

Y aunque la madre me había mirado con esa actitud prediciblemente incómoda y luego avergonzada, al final de la clase hizo algo diferente: se me acercó.

—Vaya, es realmente bueno para girar ese tambor —me dijo.

—Sí —fue lo único que pude responder porque me sentía incómoda.

—Es realmente asombroso —añadió ella—. Tiene un control perfecto del tambor. Es muy hábil.

Eso fue lo último que dijo antes de irse y fue sincera.

Nunca había considerado esa perspectiva. Observé a Jack, que seguía girando el tambor a pesar de que la clase había terminado. *Realmente* era bueno para girarlo. Era evidente que *había* dominado esa actividad. Giraba el tambor con tal precisión que *verlo* era bastante sorprendente.

Me asombró la diferencia que representaba mirar a mi hijo bajo esa nueva lente.

El deseo de Jack de girar los objetos es un verdadero acertijo y, al pasar del tiempo, sigo pensando en qué significa en última instancia ese amor por girar las cosas. Pero después de aquel día, después de que se me acercó esa mujer, miré el rostro de mi hijo. Estaba perfectamente contento y feliz. Estaba haciendo algo que le encantaba y, a diferencia de su madre, no le importaba en absoluto lo que la gente pensara de él. Estaba haciendo lo que le gustaba.

En ese momento, eso era lo único importante.

• **Capítulo seis**

# El mundo interior de un niño con autismo

—Jack está en un constante estado en el que intenta regresar al éxtasis de la muerte.

Esas palabras repiquetearon en mi mente y el estómago me dio un vuelco. Pensé que vomitaría justo allí, en la mesa de la cocina. Estaba horrorizada de pensar por qué mi pequeñito querría experimentar la muerte.

Hacía poco había leído el libro *El niño de los caballos* de Rupert Isaacson, que narra la historia del viaje de una familia por Mongolia en búsqueda de los chamanes que pudieran sanar a su hijo con autismo. No sabía nada sobre los chamanes, pero me sentí motivada a encontrar a uno y luego de investigar un poco, encontré a Sarah, una chamana que vive en Vermont.

Varias semanas antes la había entrevistado por teléfono. Era una indígena americana que pertenecía a la tribu Choctaw, y que descubrió sus dones de percepción y visión cuando era una niña. Su abuela le ayudó a refinar esas capacidades y la instruyó en muchas otras habilidades. Había algo en ella que me producía confianza; parecía auténtica, amable y sincera.

Jack y yo llegamos a Montpelier, Vermont, para nuestra primera visita con Sarah durante el fin de semana del Día del Padre en 2009. Rentamos una casa a unos cinco minutos a las afueras del pueblo, ya que tendríamos varias reuniones con ella, la primera de las cuales ocurriría en su oficina. Me pareció extraño que una chamana tuviera una oficina pero ¿qué estaba esperando? ¿Una choza o un tipi?

Cuando llegamos, me alivió ver que se trataba más de una habitación de terapia que de una oficina. Tenía un pequeño espacio en un edificio antiguo, construido cerca de 1910. Los muros estaban pintados de azul claro, con techos altos y grandes ventanales que abarcaban una de las paredes, y el piso estaba cubierto con un tapete viejo y raído. El cuarto estaba lleno de plumas, garras de animales, estatuillas, grabados y cosas fragantes que se utilizan para los sahumerios.

Había hermosos tambores de todos los tamaños hechos a mano. Sarah me contó que los tambores eran una de sus pasiones y un pasatiempo. Me dijo que el ritmo del tambor le permitía entrar en un estado parecido al trance con el que podía acceder al mundo de los espíritus. Esta es una de las maneras en que los chamanes reciben una guía para ayudar a los demás. Creen que es posible convocar a los guías y energías espirituales de otros planos por medio de rituales chamánicos, para traer esas enseñanzas a nuestro plano a fin de compartirlas con aquellos que las buscan.

En un rincón de la oficina de Sarah había una mesa de terapia muy parecida a una mesa de masajes, donde hacía la mayor parte de su trabajo con sus clientes. Pero en el caso de Jack, Sarah me indicó que sería mejor que se moviera a su gusto por la habitación y eso fue justo lo que hizo mi hijo. Yo me quedaría sentada en una silla, para relajarme y observar.

Sarah inició la sesión tratando de formar una relación con Jack. Le ofreció objetos interesantes, pero nada atrajo su atención. Entonces ella cerró los ojos y empezó a tocar muy suavemente un tambor y a entonar cánticos que tenían una bella melodía, mientras seguía a Jack por toda la habitación pacientemente, pero con propósito. Movía los brazos al mismo tiempo que soplaba el humo de las hierbas sobre el niño y agitaba esporádicamente una pluma de búho con un movimiento rítmico.

Y luego sucedió algo. Jack caminó hasta donde yo estaba sentada en una silla, se acuclilló y colocó la cabeza sobre mi abdomen, quedándose en esa posición por unos instantes. Era poco común que mi hijo buscara consuelo de ese modo. Sarah me dijo que parecía como si estuviera tratando de regresar a mi vientre y esa idea me pareció bastante extraña.

Al final de la primera sesión en su oficina me señaló que el verdadero trabajo comenzaría esa noche, cuando Jack estuviera dormido. Llegó a nuestra casa alrededor de la hora de dormir y me dijo que trabajaría con él mientras estaba dormido. Me explicó conceptos como la recuperación del alma, la reparación del alma, la fragmentación y otras cosas que no tenían sentido para mí. Luego pasó cerca de dos horas en la habitación de Jack y cuando me asomaba de vez en cuando a ver qué pasaba, estaba tarareando o entonando cánticos y agitando los brazos sobre el cuerpo del niño.

Pat y yo nos sentamos pacientemente en la mesa de la cocina, aunque estábamos ansiosos de obtener algunas respuestas, cualquier cosa que nos diera esperanza de que fuera posible ayudar a Jack. Sarah salió más o menos a las diez y media de la noche y se sentó con nosotros. Nos explicó más sobre sus técnicas y lo que esperaba lograr, y luego soltó la bomba de que Jack estaba en un estado constante en el que deseaba regresar al éxtasis de la muerte.

Después de que el hueco en mi estómago se volviera casi demasiado grande como para soportarlo, ella prosiguió.

—¿Es posible que haya tenido una experiencia cercana a la muerte, ya sea dentro del vientre o cuando nació? —preguntó.

Entonces pensé en su nacimiento.

—Jack nació por cesárea de urgencia —dije—. Su frecuencia cardiaca disminuía peligrosamente cada vez que yo tenía una contracción, lo cual es un fuerte indicador de sufrimiento fetal grave. Cuando nació, tenía enredado dos veces el cordón umbilical alrededor del cuello. Quizá esto podría ser una experiencia cercana a la muerte.

En respuesta, Sarah se abocó a describir el aspecto del éxtasis de la muerte que había indicado en su afirmación anterior. Nos habló del retorno a la unidad y la sensación de conexión con todo lo existente. Utilizó términos como «euforia» y «nirvana» y supongo que eso lo hizo un poco más tolerable.

Pero seguía sin comprender en realidad lo que estaba diciendo y sentí como si se me hubiera revelado un profundo concepto, pero no tenía idea de cómo procesarlo.

## CÓMO VEMOS AL MUNDO

Cuando Sarah me dijo que Jack estaba tratando de regresar al éxtasis de la muerte mi vida era, en muchos sentidos, parecida a la de la mayoría de la gente. Mi realidad era aquello que podía ver, oír, saborear, tocar y oler. No sabía nada del llamado «mundo de los espíritus» y con toda seguridad no me gustaba el hecho de que mi bebé estuviera en algún estado en el que trataba de regresar a la muerte.

Pero en los años que siguieron a esa visita a Vermont me ocurrió una situación curiosa. Lentamente empezaron a emerger cosas, como pequeñas sincronicidades o pruebas de la veracidad de lo que me había dicho la chamana.

Supongo que el escepticismo también es útil, ya que si no tuviéramos un filtro cualquier charlatán se aprovecharía de nosotros. Pero todos sabemos de casos históricos de escepticismo y del impacto que tuvieron sobre la realidad en ese tiempo. ¿Recuerdas que el mundo solía ser plano? ¿O que la Tierra, y no el Sol, estaba en el centro de lo que ahora llamamos sistema solar? Esas creencias no se tomaban a la ligera.

La cosmovisión de los siglos XV y XVI era algo que se defendía con vehemencia. Por ejemplo, la Iglesia acusó de herejía a Galileo porque tenía un punto de vista que se oponía a la Biblia, y Colón tuvo que convencer a su tripulación de que no caerían por el borde de la Tierra durante su viaje. Las creencias, en especial acerca de la realidad, están sujetas a la interpretación de la realidad. No obstante, mantener una mente abierta puede conducir a algunos descubrimientos bastante fenomenales.

¿Por qué creemos que la Tierra es redonda y que el Sol está en el centro del sistema solar? Porque tenemos pruebas, podemos verlo y tenemos fotografías. Los seres humanos vivimos en un plano físico que, para muchos, es la única realidad que existe.

En el siglo XIX los cirujanos solían pasar del laboratorio de anatomía, en donde trabajaban con cadáveres, a la sala de partos y lo hacían sin lavarse las manos. Nunca se lavaban las manos porque no creían en los microbios. No podían verlos. Pero la tasa de mortalidad alcanzaba 35 por ciento durante el parto. Entonces llegó un médico apellidado Semmelweis, cuya teoría sobre los microbios sugería que los cirujanos contribuían a las elevadas tasas de mortalidad. Publicó los resultados de sus estudios sobre el lavado de manos, donde la tasa de mortalidad había disminuido a *menos de 1 por ciento.*

Los cirujanos estaban indignados. Las observaciones de Semmelweis contradecían las opiniones científicas y médicas establecidas de esa época, y la comunidad médica rechazó sus ideas, mientras que su teoría enfrentó una furiosa oposición. En 1865 se le internó en un manicomio, donde los guardias lo mataron a golpes dos semanas después. Tenía 47 años.

Las creencias sobre la realidad son poderosas.

¿La falta de pruebas científicas en 1865 refutaba la realidad de los microbios? No. Entonces, ¿por qué los cirujanos se lavan las manos hoy en día? La comunidad médica no cambió de opinión porque se sintiera mal de lo que le habían hecho a Semmelweis. Los cirujanos se lavan las manos porque ahora existe prueba científica de la existencia de los microbios.

En fechas recientes hemos sabido de algunos científicos que han tenido experiencias excepcionales que les proporcionaron su propia forma de prueba. No hablamos de una prueba científica, sino *experiencial*. Tengo especial predilección por estas historias porque se refieren a médicos que, como yo, recibieron su entrenamiento médico en Occidente.

Eben Alexander es un neurocirujano estadounidense que pasó 30 años de su vida afinando su cosmovisión científica. Sin embargo, en 2008 tuvo una experiencia cercana a la muerte. En su libro, *La prueba del cielo,* que llegó a la lista de libros mejor vendidos de *The New York Times,* describe su viaje más allá de este mundo. Se encontró con un ser angélico que le guió hasta los reinos más profundos de la existencia suprafísica. Fue allí donde conoció, y habló, con la fuente Divina del universo.

Brian Weiss, un psiquiatra estadounidense, tenía una perspectiva muy firme y científica del mundo, hasta que una de sus pacientes empezó a recordar traumas de vidas pasadas que parecían tener la clave de sus pesadillas recurrentes y de sus crisis de ansiedad. La paciente minó el escepticismo de Weiss cuando empezó a canalizar mensajes del «espacio entre vidas», con extraordinarias revelaciones sobre la familia del médico y la muerte de su hijo.

En estos casos, la prueba experiencial fue tan intensa que la prueba científica ya no fue necesaria. Ambos médicos estaban firmemente afianzados en la ciencia, pero creo que sus experiencias son parte de un movimiento más grande que está en proceso de surgir. Este es un movimiento espiritual que estimula la exploración de añejas preguntas que ponderan el significado de la existencia, Dios y la vida después de la muerte.

Durante siglos hemos honrado a la mente analítica porque ha impulsado descubrimientos gloriosos sobre el aspecto físico de nosotros mismos y del universo. La parte analítica habita en la mitad izquierda de nuestro cerebro y es sede no sólo del análisis, sino del ego, la capacidad de juicio y el contexto. En contraste, la mitad derecha del cerebro es donde se ubican la intuición, la creatividad y la empatía.

Los seres humanos somos un grupo muy orientado al lado izquierdo de nuestro cerebro. Analizamos, juzgamos y contextualizamos las cosas. Pero ¿qué pasaría si nos conectáramos con nuestro cerebro derecho? ¿Qué sucedería si en lugar de simplemente analizarlo todo, también comprendiéramos nuestro entorno a un nivel más intuitivo? Creo que el movimiento de la espiritualidad está logrando esto y una de las defensoras de este tipo de vida, que es también una de mis favoritas, es una científica racional llamada Jill Bolte Taylor. Su historia llegó a la bandeja de entrada de mi correo electrónico apenas unas semanas después de que regresamos de ver a la chamana en Vermont.

La doctora Taylor, quien es una neuroanatomista, tuvo un fuerte derrame en la mitad izquierda de su cerebro cuando tenía 37 años. Durante el derrame, la mitad izquierda de su cerebro dejó de funcionar, pero el lado derecho permaneció íntegro y completamente funcional. Taylor experimentó un estado de euforia que describe como la sensación de «ser una con todo lo que existe». Su percepción durante el derrame fue que todo el mundo y todas las criaturas que lo habitan forman parte del mismo campo de energía.

La nueva realidad de la doctora Taylor sonaba claramente similar a la realidad que la chamana proponía en relación a Jack.

Estos científicos nos ofrecen la posibilidad de una nueva realidad. Nuestro sano escepticismo nos ha sido útil, pero si cuando menos consideramos esta nueva realidad, hay un gran potencial de beneficio para nuestros hijos y para nosotros mismos.

Yo he llegado a aceptar por completo estas posibilidades y año tras año aumenta la evidencia de cosas como el mundo espiritual que favorecen una realidad más amplia que aquella que es aparente desde un punto de vista físico.

## EL PODER DE NUESTRO YO SUPERIOR

Sarah me instruyó sobre los rituales de los chamanes y me enseñó en particular sobre su modo de sanación. Me dijo que mientras toca el tambor busca una visión para sanar a Jack y, a través del trabajo que lleva a cabo con sus guías espirituales, busca una integridad para el alma de mi hijo. Me explicó que utiliza una combinación de técnicas chamánicas que se conocen como recuperación del alma, sanación por extracción y reparación del alma.

Todos tenemos una idea de qué es el alma: una esencia inmortal no física. La recuperación del alma es un proceso para ayudar a recuperar la esencia de su alma, después de que la ha perdido debido a un trauma. La extracción es la eliminación del aspecto espiritual de una enfermedad. Y la reparación del alma consiste en volver a entrelazar la trama del alma luego de que se le ha limpiado y restaurado para alcanzar la integridad, con lo cual se fortalece a la persona y se le proporciona estabilidad y salud. En ese entonces, todo esto era muy ajeno a mí.

Cuando Sarah entonaba cánticos y tocaba el tambor mientras Jack se paseaba por su oficina, me dijo que había recibido una visión. Esto sucedió antes de que hiciera la declaración sobre el éxtasis de la muerte. Cuando trabajó con el alma de mi hijo en las horas de sueño, recibió confirmación de esta idea y sintió que el niño había sufrido un trauma, quizá durante el proceso de nacimiento.

Sarah proporcionó el primer diálogo con el que se abrió una nueva perspectiva desde la cual podría ver a Jack. Me proveyó un discernimiento acerca de la importancia de la relación de Jack con su alma.

En la actualidad existe un término espiritual popular que se conoce como «yo superior». Aunque muchos utilizan «yo superior» y «alma» como sinónimos, no son exactamente la misma cosa. Considero que el alma es la esencia energética universal que forma todos los aspectos de un ser. Uno de esos aspectos es el yo superior. Esa es la parte de nosotros que exhibe y posee nuestras mejores y más competentes capacidades. Es un aspecto del yo que contiene todo el conocimiento, la sabiduría y el entendimiento humanos.

El yo superior es a lo que nos conectamos al meditar. Es un poderoso recurso con el que todos tenemos acceso al interior de nosotros mismos y es la entidad que puede guiarnos hacia nuestro mayor bien.

He recorrido un largo camino desde mi primera reunión con Sarah y he seguido un proceso continuo con varios asesores espirituales. Una de ellos, mi *coach* de alineación, facilita el proceso de alinearme con el yo superior, que es cuando nos conectamos con nuestra propia capacidad de sentir amor incondicional, compasión, conocimiento y alegría. Así *evolucionamos*.

Ella me lo explicó así: en la vida cotidiana interactuamos desde un plano físico, que es el sitio donde actuamos a partir de nuestros cinco sentidos. Justo por arriba del plano físico se encuentra nuestro centro del corazón y sobre este está nuestro yo superior. Así que es una especie de jerarquía. El yo superior está en la parte más alta, el centro del corazón está en medio y el plano físico está al nivel del suelo.

Acudí con esta *coach* de alineación para aprender a conectarme con mi centro del corazón y alinearme con mi yo superior, para lo cual me dio herramientas. Pero la mayoría de nosotros vivimos la vida en el plano físico. A menudo, este es un sitio donde habitan el estrés, la ansiedad, el temor y el ego. No estamos conectados con el yo superior y no tenemos las herramientas.

Mi *coach* de alineación es una sanadora intuitiva, así que tiene acceso a conocimientos sobre la naturaleza del yo. En este sentido se parece mucho a Sarah. Después de que mi *coach* observó durante una hora a Jack mientras este caminaba por toda la habitación, me dijo que mi hijo estaba totalmente conectado con su yo superior. Vivía su vida en estado íntegro, sin estar atado al plano físico como la mayoría de nosotros. Afirmó que es uno de los seres más dichosos que ha conocido en su vida, sin los impedimentos que representan la pesadez del ego y el temor.

Pensé en ello y entendí por completo lo que me decía. Jack estaba buscando constantemente su propia dicha y felicidad. Vive en el momento presente y no tiene veta de maldad en su pequeño cuerpo. No le importa lo que la gente piense de él, y no tiene resentimientos ni juzga a nadie. Desde una perspectiva del yo superior, vive la vida a la que yo aspiro.

Mi *coach* de alineación me explicó también que Jack y yo necesitamos encontrarnos en un punto intermedio. Yo debía avanzar en la jerarquía, vivir más desde el centro de mi corazón y conectarme con mi yo superior, en tanto que Jack necesitaba descender un poco y asentarse más en el plano físico. Pienso que fue una descripción perfecta del trabajo que debíamos hacer.

Los niños con autismo entienden el asunto del yo superior. Viven en el presente y hacen lo que les da felicidad. No necesitan conformarse con las normas de la sociedad. En muchos sentidos, son un modelo de aquello que buscamos los seres humanos que estamos en proceso de evolución.

Hay un aspecto de estos niños que es más grande de lo que podemos ver en el plano físico. Les rodea una brillantez y una verdad que surge cuando la buscamos. Ya están en vías de encontrar la integridad de su alma. Quizá podamos tomar perspectiva y considerar esta integridad de su ser y meditar en lo que podrían estar tratando de enseñarnos.

Tal vez no estén tan descompuestos como pensábamos inicialmente.

## ¿POR QUÉ ESTOS NIÑOS ESTÁN AQUÍ?

Un día tuve una cita para charlar con la directora de la conferencia anual más grande sobre el autismo en Estados Unidos. Platicaríamos para que le pudiera contar mi historia, ya que esperaba que me considerara para presentar una ponencia. Quería compartir mis ideas sobre los niños con autismo. La directora de la conferencia era madre de dos niños con autismo, así que suponía que le agradaría la conversación.

Vía telefónica le proporcioné mis antecedentes y mis acreditaciones, y de inmediato entré en materia.

—Quisiera cambiar el paradigma del autismo para que en lugar de percibirlo como una terrible tragedia se le acepte como el don que es —señalé.

—¡*Es* una tragedia espantosa y lo que usted está diciendo afectaría negativamente la vida de muchas familias! —respondió furiosa—. Hemos luchado con todas nuestras fuerzas contra las empresas farmacéuticas y el gobierno para obtener más recursos para las familias que luchan con esta enfermedad. Lo que usted dice desalentaría el impulso que hemos logrado. ¡El autismo *no* es un don!

Casi podía sentir sus manos alrededor de mi cuello mientras me daba su opinión.

Cuando terminó, le dije que no tenía el propósito de restarle importancia a las buenas obras que habían logrado y reformulé mi mensaje para que pudiera entenderlo de un modo que tuviera lógica para ella, lo cual logré hasta cierto grado. Cuando terminamos la conversación había bajado sus defensas, pero no necesito decirles que no habría posibilidad de que me presentara en su conferencia en cualquier futuro próximo.

La conversación me detuvo en seco. Es indudable que el punto de vista de esa madre estaba justificado por su experiencia, contra lo cual no tengo argumento. No he estado en sus zapatos. Sin embargo, al colgar el teléfono me percaté de algo: ¿cómo sería vivir en una casa donde existían creencias tan firmes acerca de la tragedia del autismo? La energía en ese sitio debía ser muy pesada.

Conozco lo que la mayoría de la gente piensa del autismo. Observo cómo miran a Jack cuando se comporta de manera especialmente aberrante. Veo sus miradas avergonzadas y arrepentidas cuando se dan cuenta de que han estado mirando fijamente al niño. La gente piensa que los niños con autismo son víctimas de un espantoso trastorno.

Se piensa que el autismo es una enfermedad mental incurable y crónica. Sé cuán poderosas son esas creencias, pero también son etiquetas particularmente extremas. Al principio yo era alguien que, como muchos otros, tenía esas mismas creencias.

Pero esa es sólo una perspectiva y, para ser francos, aferrarme a esas creencias no era útil ni para mí ni para mi hijo. Lo que sí debo admitir es que no desperté una mañana con la decisión de cambiar mis creencias sobre el autismo (aunque sí es posible hacerlo). Fue un proceso que se desarrolló con el tiempo y que comenzó con Sarah, la chamana.

Sarah se enfocó en la presencia de Jack desde la perspectiva de su alma. Eso es algo que nunca hubiera considerado si permaneciera enfocada en luchar contra el trastorno desde una perspectiva física. Pero estaba abierta a otras posibilidades porque tenía un deseo desesperado de comprender a mi hijo y de ayudarle a conectarse con los demás de una manera significativa, así que, con el tiempo, busqué respuestas.

Una puerta abrió otra, que a su vez abrió otra, y así sucesivamente. A medida que recibía más conocimientos de muchos profesionales y sanadores diferentes, se volvió obvio para mí que quizá los niños con autismo tienen un propósito mayor en este mundo. Tal vez no son las víctimas que pensamos que eran.

El enorme aumento en las tasas de autismo se ha vuelto una verdadera causa de preocupación. El siguiente cuadro presenta los datos de los Centros para el Control de Enfermedades de Estados Unidos (CDC) sobre el número de niños que han nacido con autismo en diversos años.

| AÑO | TASA |
| --- | --- |
| 1975 | 1 en 5 000 |
| 1985 | 1 en 2 500 |
| 1995 | 1 en 500 |
| 2001 | 1 en 250 |
| 2004 | 1 en 166 |
| 2007 | 1 en 150 |
| 2009 | 1 en 110 |
| 2012 | 1 en 88 |
| 2014 | 1 en 68 |

En menos de 40 años la tasa ha incrementado de 1 de cada 5 000 niños a 1 de cada 68. Esas son cifras impresionantes que causan alarma y temor en los padres y comunidades. Pero ¿qué es lo que está sucediendo? ¿Por qué está aumentando el autismo en tales proporciones epidémicas? Existen dos maneras diferentes de responder a estas preguntas.

Una manera de considerar esta evolución es que estos niños son el producto de un ambiente sobrecargado y tóxico. Es bastante fácil correlacionar el nivel de aumento en la contaminación del aire, los alimentos y el agua con la acumulación tóxica y la carga corporal que estamos experimentando como especie. Nuestros hijos, tengan o no autismo, sufren una profunda afectación por estas circunstancias.

Pero aunque es posible que no todos los niños nazcan con autismo, la alarmante tasa a la que está creciendo el problema hace parecer que llegaremos a ese punto en un futuro relativamente cercano. Con estas cifras tan grandes, ¿podemos tomar en serio el mensaje de que necesitamos tomar mejores decisiones sobre el modo en que vivimos e interactuamos con nuestro ambiente? Todos sabemos que existe una mejor forma de vivir y es posible que estos niños nos lo recuerden y se conviertan en los catalizadores que nos inciten a *hacer* algo al respecto.

La otra manera de considerar todo lo que está sucediendo es desde una perspectiva espiritual. Cuando observamos a un niño con autismo en relación con la integridad de su alma, obtenemos una perspectiva mucho más amplia de lo que está sucediendo. Yo tengo un hijo con autismo que vive conectado con su yo superior. Es brillante en muchísimos sentidos, pero ese hecho específico me asombra y es el aspecto en el que más quiero parecerme a él.

Entre muchas herramientas diferentes, yo utilizo a diario la práctica de la meditación para también poder conectarme con mi yo superior. Es una disciplina diaria y continua que requiere un esfuerzo serio. Un artículo reciente en la revista *Yoga Journal* señala que 20 millones de estadounidenses practican yoga y cerca de 30 millones meditan. Diría que existen muchas otras personas como yo y que se está desarrollando un movimiento. Mucha gente de todo el mundo está tomando conciencia de un deseo por alcanzar una vida mejor.

Hemos empezado a buscar más. Hasta este momento, la mayoría hemos pasado nuestra vida trabajando en un empleo que no amamos, consiguiendo apenas el dinero suficiente para pagar una hipoteca e intentando simplemente permanecer a flote. Pero esta situación ya no funciona para muchos de nosotros. Queremos más. Deseamos felicidad y euforia todos los días. Queremos sentirnos satisfechos y tener un sentido de propósito. Queremos ser felices. Todos estos son aspectos de nuestro yo superior.

Entonces, ¿estos niños son víctimas de una tragedia? Prefiero pensar que no. Más bien, creo que están llegando aquí en cifras cada vez mayores para transmitir un mensaje que estamos tan necesitados de escuchar: existe un sitio superior y mejor para nosotros. Están aquí para ser los modelos de lo que realmente queremos.

Una luz blanca e intensa brilló desde arriba. Era más brillante y magnífica que ninguna otra cosa que hubiera visto alguna vez. Duró apenas unos segundos y cuando se fue desvaneciendo la misma luz blanca e intensa emanó de mi pecho. Provenía del centro de mi corazón y también se desvaneció luego de unos segundos.

Después de conocer a Sarah en Vermont, de pronto me sentí motivada a explorar este otro aspecto de nuestro ser dentro de mí misma.

Fue como abrir una caja de Pandora en un sentido espiritual y estaba curiosa de aprender más. Hasta que conocí a Sarah, nunca había pensado en el propósito de mi alma ni en que tuviera un yo superior.

Encontré un chamán para mí en California. Su nombre es Rudy y se convirtió en un amigo confiable que facilitó que lograra la sanación de algunos asuntos muy serios. Trabajé mucho con él, explorando todas las grandes preguntas y elaborando dolores muy profundos.

La luz blanca que experimenté ocurrió durante una de nuestras sesiones y fue una experiencia espiritual que relaciono con las experiencias cercanas a la muerte en las que la gente ve una luz blanca. Yo no estaba al borde de la muerte, pero sí me encontraba en un estado de profundo dolor y le rogaba a Dios que me diera una respuesta.

La luz que brilló desde el cielo y luego desde mi interior fue uno de los mensajes más significativos que haya experimentado, y tal vez el más extraño. Representó una conexión entre Dios y yo. Fue el mensaje de que Dios vive dentro de mí y que tengo acceso directo a la divinidad, al igual que todos.

Si no fuera por Jack y por su diagnóstico de autismo, nunca hubiera llegado a experimentar esa luz ni a alcanzar ese saber. Todo empezó a conjuntarse a la perfección. Y eso es algo maravilloso.

# Segunda parte

# Alineación

## Capítulo siete

# El espíritu del autismo

Cuando Jack tenía tres años trabajamos un año entero con un intenso programa de 40 horas semanales de análisis conductual aplicado (ACA) en casa. Un día estaba viendo en un monitor la sesión de terapia de Jack mientras se estaba grabando. Pat era quien revisaba las grabaciones casi todas las noches, así que yo simplemente veía de manera periódica el video en tiempo real. En la pantalla se podía ver a Mark, el principal maestro de Jack, que trabajaba con él como siempre, enseñándole un aspecto del programa de lenguaje.

—Jack -dijo Mark—. Di *vvv*. Di *vvv*.

—Vv -respondió Jack.

—Excelente, Jack. ¡Eso fue estupendo! —entonces Mark le dio una galleta.

—Jack, ahora di *ven*. Vvven.

—Vv —dijo Jack.

—Bien —señaló Mark—. Podemos tratar de nuevo. Di *ven*. Di *ven*.

—Vv.

—No, Jack, di *ven*. *Ven*.

Jack no respondió nada.

—¿Jack? Di ven.

En lugar de decir algo, Jack empezó a levantarse de su sillita para tomar un juguete que estaba junto a Mark, pero este lo mantuvo fuera de su alcance.

—No, Jack, puedes jugar con el juguete cuando digas *ven*. Di *ven*.

Sin embargo, Jack intentó tomar de nuevo el juguete y, en lugar de alejarlo del niño, Mark tomó a Jack del hombro y con un empujón lo forzó a sentarse.

Corrí por el pasillo e irrumpí en la habitación.

—¡Mark! ¿Qué estás haciendo? —interrumpí.

—Andie, lo siento mucho. De verdad lo siento. Es que me sentí muy frustrado —se excusó.

—¡No puedes ponerle la mano encima a mi hijo como lo hiciste! ¿En qué estabas pensando?

—Lo sé, lo sé. De verdad lo siento. Es que me sentí muy presionado de lograr que Jack hiciera la tarea y algunos días nada sale bien. —Era obvio que se sentía mal por lo ocurrido.

Cuando diagnosticaron oficialmente a Jack a los 20 meses de edad, el Condado de Suffolk estableció un programa de 40 horas semanales de terapia ACA en nuestra casa. Nos enviaron terapeutas certificados, cuyos honorarios se cubrirían a través de diversas instituciones de gobierno, para que trabajaran en bloques de dos a cuatro horas. Por supuesto que agradecí el apoyo que nos proporcionaba el condado, ya que era una fuerte inversión en recursos, pero nunca me sentí del todo bien con el programa. Eso era lo que se me otorgaba y el condado tenía una postura muy firme en cuanto a que esa era la única intervención comprobada para los niños con autismo. Sin embargo, aunque tenía la persistente sensación visceral de que no era el programa adecuado para mi hijo, no sabía qué otra cosa podíamos hacer.

De inmediato después del incidente de brusquedad con Jack le pedí a Mark que se fuera. Estaba muy disgustada con la interacción e incluso ahora, cuando pienso en ello, me hace sentir intranquila.

Pero lo más interesante fue la reacción de Jack. No pareció incomodarle en absoluto.

## ANÁLISIS CONDUCTUAL APLICADO: EL COSTO DE LA CONFORMIDAD

Ivar Lovaas era un psicólogo clínico de la UCLA cuyos primeros estudios, que se realizaron durante la década de 1950, demostraban la eficacia de utilizar estímulos aversivos, como los choques eléctricos. Utilizó estas técnicas para tratar con éxito a cerca de 50 por ciento de los individuos que presentaban comportamiento autolesivo extremo, la mayoría de los cuales tenían un diagnóstico de esquizofrenia o de autismo. Pero en 1973, Lovaas publicó los resultados de un seguimiento a largo plazo de la intervención dirigida a la modificación del comportamiento, y quedó pasmado de descubrir que la mayoría de los sujetos habían recaído en las mismas conductas que tenían antes de la intervención.

Entonces desarrolló métodos diferentes con un enfoque no aversivo para los niños con autismo y buscó iniciar la intervención de manera más temprana, en la edad preescolar, y con fuerte apoyo de las familias dentro del hogar. Con este abordaje alcanzó gran éxito y su investigación demostró que cerca de la mitad de los niños que se sometieron a este tipo de terapia lograron alcanzar un coeficiente intelectual (CI) normal, con resultados en el rango normal en pruebas de habilidades adaptativas y sociales.

A través de este proceso desarrolló la técnica Lovaas. Las autoridades sanitarias de Estados Unidos examinaron los resultados de los 30 años de investigación de Lovaas y respaldaron la eficacia de su técnica en cuanto a «reducir el comportamiento inapropiado y aumentar la comunicación, el aprendizaje y el comportamiento social apropiado». En la actualidad se considera a Lovaas como uno de los padres de lo que conocemos como ACA.

El ACA, que antes se conocía como «modificación conductual», postula que las conductas anormales obstaculizan el aprendizaje y que por medio de métodos de reforzamiento positivo aumentarán o disminuirán con el tiempo los comportamientos objetivo. El ACA se utiliza para ayudar a los individuos a adquirir las habilidades de lenguaje, de cuidado personal y de juego. También utiliza los principios conductuales para disminuir las conductas desadaptadas, como la agresión, la autoestimulación y las conductas autolesivas.

La principal técnica que utiliza un terapeuta de ACA se conoce como ensayo discreto. Este es un proceso en el que una habilidad se divide en sus partes componentes y se va armando poco a poco, en lugar de tratar de enseñar la habilidad completa de una sola vez. Mark y los otros terapeutas de Jack utilizaban las técnicas de ACA, como los ensayos discretos, en sus sesiones diarias. Le enseñaron a reconocer los colores, figuras, números, letras y, finalmente, le enseñaron a leer y a hacer cálculos aritméticos. También lo instruyeron a hablar de nuevo, como se intentaba lograr con el ejercicio donde hubo un episodio de brusquedad. Si Jack estaba aprendiendo los colores, un ensayo discreto sería más o menos así:

*Ensayo discreto uno:*

— Mark coloca una tarjeta amarilla y una tarjeta azul sobre la mesa frente a Jack.

— Mark dice: —Señala el amarillo.

— Jack señala el amarillo.

— Mark dice: —¡Buen trabajo, Jack! —y hace una pausa antes de pasar al segundo ensayo.

*Ensayo discreto dos:*

— Mark coloca la tarjeta amarilla y la tarjeta azul en la mesa frente a Jack.

— Mark dice: —Señala el azul.

Jack señala la tarjeta azul.

— Mark dice: —¡Eso es estupendo, Jack! —y hace una pausa antes de proseguir con el siguiente ensayo.

En los ensayos discretos, si Jack se comportaba de manera correcta recibía una recompensa. La idea detrás de esto es que si a la conducta le sigue algún tipo de reforzamiento positivo es más probable que se repita. En el caso de los niños con autismo, en general la recompensa adopta la forma de un juguete o alimento favorito. Así es como los terapeutas le enseñaron a Jack los colores, figuras, números, letras, categorías, preposiciones y muchos otros objetos comunes que se podían identificar, como una silla o una mesa.

Y así continuaba el proceso, todo el día y todos los días. Eso se repetía con cada una de las habilidades que trataban de enseñarle. Dominó los colores, figuras, letras, números, aritmética, fluidez en lectura y ortografía. Con el ACA pudo aprender todas estas cosas y también aprendió a hablar. Y nosotros estábamos muy agradecidos con el progreso que alcanzó en los seis años en que utilizamos un programa de ACA.

Pero los terapeutas de Jack querían que *pareciera más «normal»*.

Cada vez que Jack se emocionaba mucho con algo, levantaba las manos al aire. Imagina una persona a la que sorprende un policía que grita: «¡Deténgase! ¡Levante las manos!». Eso es justo lo que hacía Jack cuando estaba muy emocionado.

Entonces los terapeutas le entrenaron a unir las manos y ponérselas entre las rodillas. Trabajaron en eso durante cerca de un año y funcionó. Hasta la fecha, Jack emplea el gesto «más socialmente aceptable» que le enseñó el ACA.

Varias instituciones estatales y federales, incluyendo las autoridades sanitarias de Estados Unidos y el Departamento de Salud de Nueva York, han respaldado el ACA, y con la elevación de las tasas de autismo en la década pasada ha habido un notable incremento en el uso de este tipo de tratamiento en todo el mundo. Es comprensible que el ACA haya conseguido resultados con muchos niños, en vista de la intensidad del trabajo individualizado durante periodos extensos. No hay duda de que es muy eficaz para muchos niños.

Pat siempre fue el encargado del programa de ACA en nuestra casa. Era quien tenía reuniones de equipo con los terapeutas, se reunía con las autoridades del distrito escolar, evaluaba los datos y formulaba las metas del programa. Pero yo nunca pude entrar de lleno al programa con algún tipo de entusiasmo. Aparte de que el suceso con Mark fue perturbador, había algo subyacente que me molestaba. Nunca me pareció natural enseñarle habilidades sociales a un niño por medio del reforzamiento positivo. Era una actividad repetitiva e impersonal. Sin embargo, había mucha presión sobre los terapeutas de ACA en cuanto al logro de estas cosas con Jack. Tenían que recolectar datos sobre el número de veces que el niño hacía las cosas bien o mal. Se les evaluaba en cuanto a sus técnicas, sus datos y los éxitos de Jack.

Como ya exploramos en capítulos anteriores, uno de los problemas más importantes que enfrentan los niños con autismo es que no se comportan como la mayoría de la gente. En consecuencia, existe una gran presión por enseñar ciertas cosas, como lograr que vean a las otras personas, que interpreten el lenguaje corporal, que muestren empatía o que tengan una conversación continua con un amigo. Los terapeutas de ACA intentaban lograr esas cosas, pero como demuestra el incidente con Mark, son comportamientos muy difíciles de enseñar de este modo.

Hace poco leí en el blog Unstrange Mind (Mente no extraña) una publicación de una adulta con autismo que se sometió a una década de ACA cuando era niña. Allí declara con mucha audacia que, con base en su experiencia, considera que el ACA es una forma de maltrato. No lo dice desde una postura vengativa o mezquina. Sentía que para funcionar dentro de la naturaleza impositiva de ese ambiente, tenía que reprimir su propio espíritu. Esta chica sufrió un grave trauma emocional debido a la naturaleza de su terapia y su publicación proviene de su propio deseo de revelar los efectos muy dañinos que puede tener este tipo de experiencia sobre una persona.

Cuando hacemos algo porque se nos obliga a conformarnos con lo que supuestamente es normal, se oprime el espíritu, o peor aún, se extingue.

Pero el ACA tiene algunas maravillosas historias de éxito. En efecto funciona con algunos niños, quizá por la mera intensidad de la interacción individual. O tal vez se deba a la bendición de contar con un terapeuta atento y compasivo. Las maneras de utilizar el ACA son tan diversas como los terapeutas y como describió la mujer que mencioné antes, también puede conducir a la derrota total del espíritu, a ceder a la obediencia, porque la alternativa es incluso peor.

Los padres que, como yo, participan en estos programas de ACA, tienen las intenciones más benévolas, pero ¿los niños que se someten a un ACA intenso están disfrutando el proceso? ¿Ignoramos las señales de que son infelices porque estamos haciendo algo «por su bien»? ¿En realidad nos impulsa más el hecho de lograr que se conformen a las normas de la sociedad que el interés en entender la totalidad de quiénes son?

## DESEOS Y NECESIDADES

¿Por qué crearíamos para un niño con autismo un ambiente donde corra el riesgo tan grande de oprimir su espíritu? ¿Por qué podría haber sido tan importante para los terapeutas de ACA de Jack que intentara parecer más normal? ¿Y qué elementos existen en los ensayos discretos que conducen a una experiencia tan repetitiva e impersonal tanto para el niño como para el terapeuta?

Para explorar esto, sería útil examinar desde una perspectiva diferente el acto de perseguir una finalidad; por ejemplo, la de tocar el piano. Mi hijo Sammy tiene ocho años y está haciéndose de fama en todas partes como «el niño de ocho años que me hace llorar cuando toca». Porque deben saber que, para este momento, Sammy lleva tocando el piano desde hace cuatro años y que en los últimos seis meses mi casa ha estado en construcción. El equipo de construcción lo ha escuchado tocar todas las mañanas antes de ir a la escuela.

A Sammy le encanta tocar. Busca partituras de canciones divertidas, como la música de las caricaturas de Charlie Brown y la canción «Es un pirata» de *Piratas del Caribe*. Pero también toca el *Canon* de Pachelbel y la sonata *Claro de luna* de Beethoven, que aparentemente provocan que al equipo de construcción se le salga las lágrimas. Sammy se mete de corazón en esa actividad. Siente la música y toca de oído.

En el proceso de ser madre de Sammy he compartido anécdotas con muchas personas que solían tocar el piano. Lo más frecuente es que hayan dejado el piano en su juventud porque odiaban la presión constante de practicar. Se lamentan de no haber seguido con el proceso, pero lo abandonaron en cuanto tuvieron edad suficiente para defender sus derechos. Mi esposo es uno de aquellos niños. Odiaba tanto tocar el piano que en el momento en que tuvo la edad suficiente les dijo a sus padres que estaba harto.

Hemos hecho un gran esfuerzo por no convertirnos en ese tipo de padres para Sammy. Claro, le recordamos que practique, pero también hacemos que sea una actividad divertida y le alentamos a explorar nuevas canciones que le gusten. Además tiene el más extraordinario maestro de piano, un joven de veintitantos años que desafía a Sammy, al mismo tiempo que logra que el proceso sea una oportunidad de divertirse. Sammy practica porque le gusta la experiencia de tocar y porque le encanta asombrar con su talento a su maestro de piano.

Este termina siendo el ingrediente esencial en el propósito de Sammy: en lugar de que se le críe en un mundo donde se le obliga a tocar el piano, se le cría en un mundo donde lo disfruta. Esto se debe a que aprendemos a odiar aquellas cosas que se nos fuerza a hacer. Mientras más pensamos que *deberíamos* hacer algo, menos *queremos* hacerlo. Por ejemplo, piensa en ponerte a dieta o en hacer más ejercicio. ¿Cuántas personas conoces que inician una dieta con euforia jubilosa? O si el médico de alguien le dice que debe ejercitarse más, ¿crees que esa persona saldrá feliz del consultorio médico, en anticipación entusiasta por conseguir una nueva membresía en el gimnasio? No. Hace de mala gana lo que piensa que *debería* hacer, o peor, se siente cada vez más culpable por no hacerlo. En cualquier caso, no existe ninguna dicha en los «deberías».

Es posible que la forma más grande y generalizada de descontento entre la población estadounidense sea la que existe en el entorno laboral. En 2013, la encuesta State of the American Workplace (Estado del clima laboral en Estados Unidos) de Gallup señaló que 70 por ciento de los estadounidenses odian su empleo o están desvinculados de él, y la principal razón que citaron para este malestar fue que tenían «un jefe infernal».

¿Por qué los jefes son tan poderosos? Porque tienen el poder de decidir si el empleado permanecerá o no en su empleo. Si los empleados deben conservar su trabajo para poder sobrevivir, entonces el jefe tiene la capacidad de utilizar la fuerza o las amenazas para que puedan conservarlo. Quizá no se utilicen la fuerza o las amenazas directas dentro del trabajo (aunque es evidente que esto sí puede ocurrir), sino que la mera posibilidad de perder el empleo sea una amenaza con el suficiente poder como para que la gente se presente todos los días.

Se presentan porque tienen que hacerlo, no porque quieran.

¡Setenta por ciento de los estadounidenses odian sus empleos o están desvinculados de ellos! En el mejor de los casos, estas personas tienen una sensación de alejamiento de sus trabajos, un nivel de apatía. Sé mucho más del autismo que de la productividad, pero estoy segura de que la gente apática hace su trabajo con menor productividad de la que podrían tener. ¿Qué tipo de oportunidades se pierden? ¿Cuántas personas viven existencias que, cuando mucho, son adecuadas? Este es un alto precio que pagar, tanto para la economía como para el espíritu humano.

Por otro lado, ¿cómo sería el mundo si a 70 por ciento (o más) de los estadounidenses les encantaran sus empleos? ¿Se te ocurre alguna ocasión en la que te hayas sentido realmente inspirado en hacer algo? ¿Te pareció que representara cualquier tipo de trabajo o esfuerzo? Supongo que no fue así.

Relaciono este mismo dilema con mi propia experiencia al escribir este libro. No necesito escribirlo ni siento que debería hacerlo. *Quiero* escribirlo y, como resultado, me siento más productiva y feliz en el proceso de hacerlo de lo que me he sentido en muchas otras áreas de mi vida, en especial en aquellas en las que pensé que necesitaba participar.

Mi espíritu se eleva cuando escribo. Me siento más ligera, positiva y dichosa. Esto se extiende a la experiencia de mis hijos. Mi familia es más ligera, positiva y dichosa porque yo también lo soy. Una de mis citas favoritas de Confucio ilustra este efecto:

«Cuando se corrige al corazón, se cultiva la vida personal; cuando se cultiva la vida personal, se regula la vida familiar; cuando se regula la vida familiar, se pone en orden la vida nacional; y cuando se pone en orden la vida nacional, este mundo alcanza la paz».

En cuanto Pat tuvo edad suficiente para abandonar el piano, lo hizo. Esta situación ocurre una y otra vez cuando un niño siente que se le fuerza a hacer las cosas, en lugar de desear hacerlas. Presionar a un niño con autismo para que *parezca más normal* quizá sirva para que el terapeuta pueda anotar en un formato que se ha logrado ese progreso, pero ¿qué le sucederá al niño a 10, 20 o 30 años de distancia?

Del mismo modo que un niño abandona el piano, ¿estos niños abandonarán también la conexión con los demás?

## ¿POR QUÉ NEGAMOS AL NIÑO LO QUE DESEA?

Al mirar a Jack me lleno de preguntas. Me pregunto qué sucede dentro de su hermosa mente. Aunque no entiendo por completo todo lo que hace, sé que tiene buenas razones para sus acciones. También sé que vive su vida desde un plano de conexión. Está más conectado con su yo superior y es más libre que casi cualquier otra persona que conozca. Cuando un niño con autismo se siente inspirado a hacer las cosas porque quiere, en lugar de que se le fuerce a hacer lo que tiene que hacer, empezamos a ver esas pequeñas verdades. Entonces, ¿por qué la gente se resiste a la posibilidad de que se revelen esas verdades?

Nunca he conocido a ningún líder espiritual renombrado, como un yogi prominente o Su Santidad el Dalai Lama, pero he leído sobre la experiencia que tiene la gente cuando ha conocido a esas personas pacíficas. Su dichosa presencia les infunde una sensación de humildad e inspiración.

Thich Nhat Hanh, un maestro zen y monje budista, enseña que podemos aprender a vivir con felicidad en el momento presente. Declara que esta es la única manera de desarrollar realmente la paz, tanto dentro de uno mismo como en el mundo. A menudo pienso en esa afirmación y en la expresión de vivir con felicidad en el presente, porque a diario soy testigo de ese comportamiento en Jack.

Cuando los niños con autismo encuentran el modo de afrontar —al girar cosas, hacer piruetas, sacudir las manos, saltar o presentar cualquier otra conducta aberrante— de inmediato nos sentimos incómodos. Experimentamos un fuerte deseo de detener la conducta y de enseñarle al niño a adaptarse. Pero si te detuvieras un momento y observaras cómo salta, sacude las manos y, tal vez, lanza chillidos, y eliminas la necesidad de considerarlo como algo correcto o incorrecto, es probable que veas a un niño que está experimentando dicha.

Los líderes espirituales promueven que vivas con sencillez, que vivas en el presente y que encuentres la felicidad en el ahora, y nosotros lo aceptamos con entusiasmo, deseosos de más. Entonces, ¿por qué cuando nuestros hijos encuentran la felicidad en el ahora nos sentimos incómodos y nos esforzamos por cambiar su conducta?

Creo que todo esto proviene de un malentendido. La gente considera la conducta aberrante del niño como un reflejo de su agitación. Podría ser verdad, pero también es posible que no sea así. Existen algunos comportamientos que sugieren un desequilibrio o problema, como cubrirse las orejas o mecerse. Esto podría sugerir sensibilidad al sonido o tal vez signifique que se están cerrando al exterior porque se sienten abrumados o ansiosos.

Pero incluso si un niño está haciendo algo que denota alegría, como girar un objeto o saltar, nos sentimos incómodos. Existe confusión y falta de entendimiento y, tal vez, incluso temor. He tenido conversaciones con otras personas acerca de la conducta de Jack de girar objetos. Piensan que si no impido ese comportamiento, el niño se quedará atascado en el mismo punto por el resto de su vida.

Sin duda tenemos razones para actuar como lo hacemos, igual que las tienen nuestros hijos con autismo. ¿Recuerdas la historia del chico en el gimnasio de la secundaria que salió corriendo de la reunión estudiantil y que la multitud gritó entusiasmada cuando lo regresaron? No estaban siendo malvados. Creían que, al obligar al niño a adaptarse, estaban haciendo de algún modo lo correcto para él.

Los psicólogos sociales tienen un gran interés en la conformidad a las normas de la sociedad. La razón que citan para explicar por qué nos conformamos puede resumirse en nuestra necesidad de sentirnos conectados y entender nuestro sitio dentro de nuestra comunidad. Pero a veces nos conformamos de manera exagerada.

El filósofo británico Bertrand Russell decía que «El temor colectivo estimula el instinto gregario y tiende a despertar la ferocidad contra aquellos que no se consideran como miembros del rebaño». Quizá esa sea la razón por la que queremos adaptarnos a los demás y tememos la soledad —debido a la posibilidad de que si estamos solos seremos los receptores de esa ferocidad a la que se refería Russell—. Tal vez la naturaleza solitaria de un niño con autismo nos despierte algunos temores profundos, lo cual crea en nosotros el deseo de evitar a toda costa este resultado. Es posible que este temor impulse el intenso deseo de lograr que nuestros hijos parezcan más normales.

Es comprensible que deseemos lo mejor para nuestros hijos, pero quizás estamos perdiendo la oportunidad de conectarnos con estos seres notables y, de hecho, estamos socavando su capacidad para conectarse con nosotros.

## UNA NUEVA MANERA DE RESPONDER

Es posible que recuerdes el incidente que describí en la introducción, cuando Pat se molestó con Jack por despertarlo y hacer ruidos en el baño. Cuando entré en la habitación para consolar a Jack, no necesitaba de ningún consuelo. No internalizó el enojo como lo haría un niño típico. De hecho, sí internalizó el episodio, pero lo primero que dijo tuvo que ver con promover el bienestar de Pat.

Evitó la respuesta típica que podría haber tenido (como defenderse o enojarse) y saltó de lleno a pensamientos del tipo de *¿cómo puedo hacer que se sienta mejor?*

Hay mucho que decir sobre la *tragedia* del autismo. La directora de la conferencia de autismo me conmocionó por completo con su reacción a mi mensaje y con su fijación en el aspecto trágico. Pero esa es la postura prevaleciente. Eso es lo que la gente cree acerca del autismo.

La conducta de Jack en el baño nos dice una historia diferente. La manera de reaccionar hacia su padre es tan aberrante en nuestra cultura como muchas otras conductas de un niño con autismo, pero la diferencia es que muchos de nosotros aspiramos a alejarnos de la norma de esa manera específica. La conducta que tuvo Jack ese día sugiere una conexión con el yo superior, que es lo que tantos de nosotros buscamos para nosotros mismos, y el hecho de que diez millones de estadounidenses practiquen yoga y meditación es prueba de ello.

¿Qué pasaría si consideráramos este tipo de conducta como una inspiración para un modo de vida diferente? ¿Qué sucedería si reconociéramos que nuestro propósito no es forzar a nuestros niños con autismo a adaptarse a nuestro mundo, sino alinearnos con nuestro propio yo superior? Al hacerlo, crearíamos un mundo que se acercaría más al ideal del amor incondicional.

Amor incondicional se refiere exactamente a lo que suena: *amar sin condiciones*. Pero el amor incondicional es una cosa graciosa. Nos gusta decir que el amor es incondicional, pero nuestras conductas sugieren lo contrario. Reservamos la palabra «amor» sólo para nuestros amigos y familiares más cercanos, e incluso entonces decidimos que los amamos únicamente si cumplen con ciertas expectativas, como tratarnos de un modo determinado y obtener ciertos resultados de que formen parte de nuestra vida. Siempre existen expectativas asociadas y el apego al resultado, desmiente el amor incondicional, porque la expectativa se vuelve la condición.

Todos amamos a nuestros hijos de manera incondicional cuando nacen, simplemente porque son nuestros hijos. Pero tendemos a empezar a acumular condiciones a medida que crecen. Les demandamos que limpien su cuarto, que hagan sus tareas domésticas y que se comporten de cierto modo, y todas estas son conductas necesarias para funcionar dentro de una familia o comunidad. Pero cuando no se cumple la expectativa de que hagan estas cosas, nos apartamos de ellos. Nos enojamos y frustramos. Nos reservamos nuestro amor.

Cuando alguien aparte de nuestros hijos demuestra una acción aparentemente agresiva o contraria a nosotros, no sólo nos reservamos el amor, sino que a menudo también nos mostramos contrarios a ellos. Sentimos enojo e incluso odio. Pero si pudiéramos entender que todos los seres humanos tenemos miedos y que esas personas tan sólo están actuando según sus creencias subyacentes que se basan en esos temores, quizá podríamos enfocarlos de modo diferente. Si pudiéramos aceptar que sus acciones son el reflejo de su propio sufrimiento y confusión, entonces tendríamos el potencial de amarlos a pesar de dichas acciones. Desde esa postura de compasión, podemos darles una verdadera ayuda.

Esa es toda una hazaña. Pero Jack demostró este proceso al responder al enojo de su padre con una expresión de dolor. Supo que lo que su papi necesitaba para sentirse mejor era un beso. Mi hijo me ha abierto a la posibilidad de que exista ese amor incondicional y, de hecho, me ha convencido de que parte de su propósito en este mundo es enseñarme la manera de crear ese sentimiento dentro de mí misma. Ese es un mensaje que ha venido a compartir tanto él como muchos otros niños con autismo.

¿Qué sucedería si enfocáramos desde esta perspectiva a nuestro hijo con autismo? ¿Qué pasaría si enfocáramos la *vida* desde esta perspectiva?

Pero, ¿cómo podríamos hacerlo? Podemos encontrarnos con el niño en su propio mundo y bajo sus propios términos. Podemos dejar de tratar de obligarlo a que se adapte a nosotros. Podemos amarlo incondicionalmente, haciendo a un lado nuestro apego al resultado. Podemos establecer una conexión confiada y benévola, sin expectativas. Podemos aprender a conectarnos con nuestro yo superior para fomentar una actitud más armónica en la cual se pueda compartir esa conexión.

La siguiente parte del libro te dará las herramientas necesarias para lograr esta realidad, tanto para ti mismo como para tu hijo.

La noche de aquel día en que Mark se mostró demasiado agresivo con Jack me puse a preparar la cena. Finalmente me estaba enfocando en otra cosa que no fuera ese incidente y me di cuenta de que me había tranquilizado. Toda esa tarde había estado rumiando aquello y me sentí bien de alejarme de esos pensamientos.

Jack estaba en la sala y lo observé desde la cocina. Parecía absolutamente contento de estar jugando con sus juguetes. Hacía lo de siempre: girar las piezas plásticas de los juguetes, sin interesarse en jugar con ellos del modo en que se suponía que debía hacerlo.

En cualquier otro día de esta temprana etapa de su vida me hubiera sentido intranquila. Sus conductas aberrantes seguían siendo una fuente de incomodidad para mí, pero esa noche me sentí diferente. Estaba tan aliviada de que pareciera estar bien. Lo que comenzó con una continua frustración con los sucesos del día condujo a la concientización de que esos mismos sucesos parecían irrelevantes para él.

Cuando pienso en el comportamiento de Jack hacia Mark ese día, me doy cuenta de que no sólo se sentía *bien* horas después, sino que nunca *estuvo mal* después del suceso. Su relación con Mark no cambió ni un ápice. Siguió emocionándose de verlo en los siguientes días y nunca pareció desconcertado en absoluto por lo ocurrido.

Si bien es cierto que Jack no es un niño típico, esa cualidad, su naturaleza única, se debe a razones totalmente diferentes de las que cree la mayoría de la gente.

## Capítulo ocho

# Encuentro con nuestros hijos en su mundo

April trabajó como auxiliar personal sustituta tres meses del año que Jack pasó en el jardín de niños, cuando su auxiliar de planta pidió un permiso de maternidad. Se le asignó a trabajar todo el día con Jack, apoyándolo principalmente en su aprendizaje académico y alentándolo a interactuar con sus compañeros. Era el jardín de niños, así que se dedicaban a jugar casi todo el tiempo.

Hace poco entrevisté a April para un puesto dentro del programa que llevamos a cabo en nuestra casa y me contó sobre sus experiencias con Jack cuando mi hijo tenía cinco años. En general, se suponía que April instara a Jack a actuar lo más normalmente posible y que interrumpiera las conductas aberrantes a favor de las normales. Sabía que esto era lo que se esperaba de ella, pero en una ocasión en particular, mientras estaban en el patio de juegos, se sintió motivada a abandonar el protocolo y a seguir sus corazonadas. Por alguna razón, sintió el deseo de pasar un rato divertido con Jack y de seguir la pauta que el niño impusiera.

A Jack le encantaba mecerse en círculos en un columpio hecho con un neumático y también le gustaba girar el columpio y observar cómo daba vueltas. Normalmente hubiera detenido la conducta, pero en esta ocasión decidió demostrar el mismo nivel de emoción que Jack y ayudarle a girar el columpio. Chilló y saltó alrededor de él y se metió de lleno en la actividad. Dijo que se sintió tan bien y tan libre que le encantó interactuar así con el niño.

Luego fueron a los columpios normales, porque a Jack le gustaba que lo mecieran muy fuerte. Notó que el maestro de gimnasia la observaba fijamente y que le lanzaba una mirada de desaprobación. Eso la hizo sentirse incómoda por un momento, pero luego la dominó de nuevo la euforia. Decidió volver a sentirse muy emocionada mientras columpiaba a Jack lo más alto posible. Todo el tiempo se mantuvo frente a él, en lugar de colocarse a su espalda, y lo impulsaba por los pies mientras lo miraba a los ojos. Me comentó que pasaron un momento maravilloso, haciendo tonterías y riendo, mientras él se mecía hasta el cansancio.

Cuando regresaron al interior de la escuela al final del recreo, notó más miradas desaprobatorias, pero esta vez de unas cuantas de las otras maestras. A pesar de ello, sintió que Jack presentó un estado emocional realmente bueno durante el resto del día. Por lo general Jack se aislaba de sus compañeros y se sumergía en su propio mundo; sin embargo, en esa ocasión pareció exhibir un asombroso deseo de establecer una conexión con sus compañeros de clase. A pesar de que no sabía cómo interactuar con ellos, los seguía por todas partes y buscaba sentarse a su lado y reír con ellos. Fue como si la alegría que habían experimentado April y él hubiera despertado algo en su interior. Esto abrió una puerta a la interacción social de un modo que ella nunca había presenciado antes.

Pero luego la chica me describió sus observaciones de Jack durante los siguientes tres años, en las ocasiones en que la llamaban para sustituir. Cuando Jack estaba en el jardín de niños, April sentía la persistente intranquilidad de que la alegría que Jack había expresado pareciera ocurrir a expensas de abandonar el protocolo regular. Sus instintos le decían que aceptara la alegría del niño, pero ¿qué sucedería si la gente en su posición sólo se dedicaba a interrumpir las conductas aberrantes? En esos tres años se percató de que aprendió a hablar mejor y que progresó en sus materias académicas. Su desempeño en matemáticas era superior a su grado escolar, y leía y escribía con fluidez. Pero algo que le pareció especialmente significativo fue que observó que Jack se fue aislando socialmente a medida que transcurrían los años escolares. Me indicó que la capacidad de Jack para conectarse con sus compañeros disminuyó en forma notable.

Sus comentarios me dejaron un hueco en el corazón al considerar cómo pudieron haber sido las cosas. Tuve ese tipo de pensamientos de «si tan sólo hubiera sabido entonces lo que sé ahora» y me sentí triste de haber tomado decisiones basadas en las creencias dominantes, o en lo que los expertos consideraban como la única manera de responder ante un niño con autismo.

Pero luego recordé que había prevalecido mi instinto. Ese mismo día en que hablé con April, Jack llevaba ya un año en un nuevo programa que realizábamos en casa, luego de que lo saqué de la escuela al concluir el tercer grado de primaria. Me había preguntado qué era lo que Jack necesitaba realmente pero no estaba recibiendo y concluí que el aspecto social era la pieza faltante. Me di cuenta de que se necesitaba un cambio drástico.

Así que ese día dejé de pensar lo que pudo haber sido para Jack y me enfoqué en la hermosa promesa de lo que sucedería en su futuro.

## INCOMPRENSIÓN DE SU SOLEDAD

Tal vez recuerdes que en el capítulo cinco señalé que las conductas de un niño con autismo son indicadores de lo que está experimentando en un momento determinado. Si un niño camina sobre la punta de los pies, es posible que esté buscando información sensorial porque su sentido de equilibrio está afectado. Si un niño salta mientras sacude las manos, quizás esté buscando información sobre cuál es su posición en el espacio o quiere asegurarse de que sus brazos y piernas están unidos a su cuerpo.

Las conductas son fuertes indicios de la experiencia de un niño y si elegimos mantener la mente abierta y hacer a un lado nuestros temores, son sumamente útiles para quienes lo rodeamos. Es aquí donde surge la oportunidad de ayudarlo a corregir cualquier desequilibrio fisiológico y lograr que avance a un estado más sano y equilibrado.

Sin embargo, ¿qué tal si existiera algo más que pudiéramos hacer por nuestros hijos que vaya más allá de facilitar un retorno al bienestar físico? ¿Qué pasaría si pudiéramos interactuar con ellos de una manera que les inspire a tener el deseo de compartir conexiones significativas con los demás?

Muchos de nosotros compartimos la creencia de que el autismo es una enfermedad que incapacita el cerebro y el cuerpo del niño, y que afecta su interés y capacidad para interactuar con otras personas. Lo consideramos como un trastorno del comportamiento que debe controlarse a través de impedir las conductas y no tenemos gran esperanza de que estos niños desarrollen cualquier relación significativa.

Recuerdo cuando Sid Baker, mi mentor, explicaba sus ideas sobre las expectativas a una madre que no podía imaginarse que su hijo de ocho años lograra algún día el control de esfínteres. Esta mujer se lamentaba de la dificultad de criar a un hijo con autismo y de cómo se complicaba la situación por el hecho de que siguiera usando pañales.

—Si estableces un estándar bajo —le dijo Sid— tu hijo llegará hasta allí. Pero si elevas el estándar, tu hijo se crecerá ante el reto.

Esto tocó una fibra en mí. En general no esperamos gran cosa de los niños con autismo y seguramente no creemos que puedan llevar vidas dichosas y productivas, llenas de relaciones significativas. Como resultado, nuestros hijos quedan atrapados en un mundo de limitaciones. Su futuro se restringe gravemente y, en el mejor de los casos, su potencial es minúsculo. Muchos nunca pensamos en elevar el nivel de nuestras expectativas porque nos conformamos con aquello que se nos ha dicho que debemos creer.

*La razón por la que salto* es un libro muy popular que escribió Naoki Higashida, un chico de 13 años que tiene autismo. En algún momento del libro plantea la siguiente pregunta: ¿qué es lo peor de tener autismo? Su respuesta expresa la pena que finalmente sienten tanto él como otros niños con autismo. Pero no afirma que esa pena venga de las dificultades que tiene que afrontar. Declara que la razón de su tristeza es porque su presencia le causa pena a quienes lo rodean. Debido a que le provoca dificultades a los demás y es capaz de hacer tan poco, se da cuenta de que es el origen del dolor de otras personas y eso es lo que le resulta tan difícil: el dolor de los demás le provoca dolor a él.

Nuestros hijos con autismo no parecen normales, así que los presionamos a que se comporten de cierto modo para que lo parezcan. Pero como sugiere Higashida, cuando hacemos esto, les imponemos una gran cantidad de estrés. Los bombardeamos con el mensaje de que están causándoles penas constantes a los demás. Les transmitimos el mensaje de que hay algo en ellos que está muy mal y que experimentamos pena por esa causa.

Cuando realmente tratemos de entrar en los corazones y mentes de las personas con autismo comenzaremos a ver la verdad de las personas que son. Pero un pesado velo oculta esta verdad. Debido a que no nos hemos propuesto levantar ese velo, los obstáculos en su camino parecen insalvables. Nuestras creencias actuales sobre el autismo provocan que nuestras experiencias con ellos sean de tristeza y dolor y la experiencia que tienen en respuesta refleja también esa realidad.

Pero ¿qué pasaría si pudiéramos elegir una creencia diferente? ¿Cómo sería nuestra experiencia si encontráramos otra vía? ¿Qué tipo de vida *podrían tener nuestros hijos* si así lo hiciéramos? Existe la posibilidad de encontrar otra vía. Esto no se logra a través de suplementos ni modalidades de sanación, sino a través de algo que es completamente diferente.

## DAR PERMISO A LOS NIÑOS PARA QUE SEAN ELLOS MISMOS

Después de que April cambió su modo de jugar con Jack, el comportamiento del niño también cambió y tuvo el deseo de conectarse con sus compañeros. Cuando ella siguió sus instintos de ser juguetona y simplona —de divertirse— facilitó el deseo de Jack de formar parte del mundo que lo rodeaba. Esta historia refleja en gran medida lo que es posible para los niños con autismo.

Pero si April hubiese considerado que Jack tenía un trastorno del comportamiento, es probable que un día así no hubiera sido posible. Esa es la razón por la que no debemos considerar al autismo como un trastorno del comportamiento, sino como un trastorno de las relaciones sociales. Y hay grandes diferencias entre ambos.

Una persona con un trastorno de las relaciones sociales tiene dificultades para conectarse con las personas y no le resulta sencillo formar relaciones significativas. En su aspecto esencial, este padecimiento provoca que la persona sea incapaz de establecer un puente entre lo que desea (comunicarse y conectarse) y lo que puede hacer por sí misma. Es decir, necesita ayuda para aprender a conectarse y relacionarse.

En contraste, cuando el autismo se aborda como un trastorno del comportamiento, se le define como un problema que requiere moldear la conducta con un fuerte énfasis en eliminar las conductas aberrantes. Cuando elegimos cambiar el comportamiento de un niño porque lo consideramos malo o inapropiado le enviamos un mensaje muy dañino a ese niño. Cuando no buscamos comprender su realidad pasamos por alto precisamente aquello que más deseamos, conectarnos con nuestros hijos. Lo que es más, de hecho podemos dañar a tal grado la relación que el niño sufre como consecuencia. Estos chicos experimentan una agitación mayor de la que podríamos imaginar.

Pero ese día que jugaba con Jack, April hizo algo muy profundo. Eligió no forzar a Jack a adaptarse a la forma de juego de todos los demás y, en lugar de ello, decidió encontrarse con él en el sitio en que estaba e ingresar a su mundo.

Como resultado, Jack se abrió, aunque fuera un poco. El niño quería estar con sus compañeros y se sentía impulsado a seguirlos y estar cerca de ellos. Fue como si se diera una idea de lo divertida que puede ser la gente y quiso disfrutar más de eso.

Ese día, April descubrió, casi por accidente, algo bastante paradójico. Todos le decían que se comportara de cierto modo, porque creían que el «trastorno de comportamiento» de Jack empeoraría si no se impedían sus conductas o no se le alentaba a cambiarlas. Pero, de hecho, ocurrió lo contrario. Al entrar al mundo de Jack, April le hizo saber que estaba bien justo como era. En cierto sentido, estaba reconociendo que su búsqueda diaria de su propia dicha personal (como al girar el columpio de neumático) no era una fuente de pena y frustración para ella. Además, al permitirse la posibilidad de divertirse con la actividad que había elegido el niño, pareció darle un indicio de lo divertida que puede ser la interacción humana, lo cual se demuestra en que Jack haya buscado tener otras interacciones más tarde ese día.

Existen muchas maneras de intervenir en beneficio de un niño con autismo. Podemos cambiar la dieta, agregar suplementos y elegir modalidades de sanación que fortalezcan los sistemas inmunitario, digestivo y neurológico. Pero también existe otra cosa muy eficaz que podemos hacer. Podemos intervenir en nuestro *propio* beneficio y cambiar nuestra perspectiva de cómo interactuar con nuestro hijo.

Sid dijo que cuando establecemos un estándar alto el niño crecerá ante la expectativa. Al cambiar nuestra perspectiva de cómo debemos interactuar, creamos un espacio increíblemente poderoso para ayudar a nuestros hijos. Podemos deshacernos de las tácticas enérgicas para cambiar la conducta y, en lugar de ello, encontrarnos con el niño en el punto en que está y aceptarlo como es.

Al aceptar a nuestros hijos exactamente como son y encontrar maneras alegres de divertirnos con ellos, crearemos, tanto para nosotros como para ellos, una nueva experiencia que ya no los reprima en forma inadvertida. Por el contrario, esto abrirá una puerta a interacciones que antes pensábamos imposibles de obtener.

Eso nos demostrará que la gente con autismo tiene una enorme capacidad de empatía, compasión y amor.

## EL PROGRAMA SON-RISE

Allá por 1974, Samahria y Barry «Bears» Kaufman tuvieron un niño que era diferente. Su hijo, llamado Raun, se sentaba durante horas a mecerse y nunca hacía contacto visual con nadie. En vista de la rareza del autismo en ese entonces, ambos padres no estaban del todo seguros de qué era lo que enfrentaban.

Samahria y Bears visitaron hospitales y clínicas de todo Estados Unidos, en búsqueda de la forma de ayudar a su hijo. Fueron testigos del uso de métodos que utilizaban la aversión, como los intentos de controlar los comportamientos de los niños mediante atarlos a sus sillas o colocarlos dentro de grandes cajas negras. Buscaron expertos que les explicaran qué le pasaba a su hijo, pero simplemente les dijeron que no había mucho que se pudiera hacer.

Después de muchas evaluaciones de estos expertos, se les dijo que Raun sufría retraso mental, que tenía un CI de 30 y que nunca se comunicaría. Los expertos sugirieron que los Kaufman se enfocaran en las dos hijas sanas que tenían en casa y que internaran a Raun en una institución. Pero Samahria y Bears decidieron formular su propio método de intervención.

Samahria inició el proceso llevando a Raun a una habitación donde no hubiera ninguna distracción, que en su pequeño departamento era el baño, y allí pasaba 12 horas diarias, siete días por semana, con Raun, haciendo algo que los expertos le advirtieron que no debía hacer: entró dentro de su mundo. Raun se mecía todo el día, así que ella también lo hacía. Se pasaba todo el tiempo reproduciendo, junto con él, sus comportamientos repetitivos, pero no se dedicaba simplemente a copiarlo, sino que buscaba entender su mundo y transmitirle el mensaje de que lo aceptaba justo como era.

Día tras día, madre e hijo se metían en el baño. Samahria no tenía ninguna expectativa de Raun; simplemente sabía que quería conectarse con su hijo y entenderlo. Todos los días se dedicaban a mecerse juntos, pero Raun seguía aislándose de ella y de los demás.

Luego de 10 semanas de hacer esto, algo sucedió. Raun hizo una cosa que nunca había hecho antes en toda su vida: miró a su madre.

Fue un avance que conduciría a otros más y en el curso de tres años y medio, eso llevaría a que Raun prosperara, tanto en sentido intelectual como social. También llevó a la formación del Autism Treatment Center of America<sup>MR</sup> (Centro de Tratamiento del Autismo de Estados Unidos) y al inicio de lo que ahora se conoce como Son-Rise Program®. Al crear este programa, el matrimonio Kaufman formuló un método para trabajar con este tipo de niños para fomentar el crecimiento y la interacción social desde una postura de aceptación total. Son-Rise representa una alternativa para el análisis conductual aplicado (ACA).

Cuando acudí por primera vez al Autism Treatment Center of America para una clase inicial en el programa, me sorprendió el material que presentaron. Esperaba que entráramos de lleno en los diversos métodos y técnicas del programa, pero la mayor parte de la capacitación se refirió al cambio de actitudes y creencias. Se pusieron en duda nuestras creencias sobre el autismo y se nos dio la oportunidad de analizarlo desde una postura de amor en lugar de temor.

Al adoptar una actitud de amor, aceptación y ausencia de críticas, nos abrimos a la posibilidad de tener creencias diferentes.

Una vez que reconocimos que podíamos elegir una creencia diferente, se nos proporcionaron los detalles del programa. En esencia, se nos enseñó a participar con el niño en sus conductas exclusivas y luego se nos enseñó a celebrar cualquier interacción que el niño nos permitiera. Por último, se nos enseñó a inspirar la participación del niño en nuestro mundo y en nuestras actividades, cuando estuviera listo para hacerlo.

El plan de estudios en sí se fundamenta en cuatro elementos básicos del desarrollo social: el contacto visual y la comunicación no verbal, la comunicación verbal, el intervalo de atención interactiva, y la flexibilidad. El programa tiene cinco etapas que se dirigen a estas cuatro áreas fundamentales. A medida que el niño domina las metas de las cinco etapas, adquiere progresivamente una conexión social y aprende a comunicarse de manera profunda y significativa.

Otro hito del programa es utilizar las tres E, que representan energía, emoción y entusiasmo. Al mostrarnos amantes de la diversión y amigables, creamos un modelo para la interacción humana placentera. Esta es, con mucho, la intervención más poderosa que he hecho por Jack.

Durante muchos años nos esforzamos con el ACA, mientras intentábamos enseñarle el comportamiento social apropiado. La terapia conductual utilizaba el reforzamiento positivo para modelar la identificación de colores y palabras, ¿pero cómo se puede reforzar algo que es mucho más abstracto, como la capacidad de un niño para demostrar interés en los sentimientos ajenos o para comprender el concepto de la amistad? El programa Son-Rise ha ayudado a Jack a abrir esas puertas, sin que nosotros hayamos trabajado directamente en aquello que se encuentra detrás de ellas.

Hace poco, Jack y yo estábamos sentados en la mesa de la cocina y él jugaba con una figura geométrica llamada dodecaedro. Le encantan las matemáticas y los poliedros.

Entonces me preguntó:

—¿Cuál es tu color favorito, mami?

—¡Mi color favorito es el amarillo! —respondí. Estaba completamente emocionada porque era la primera vez que preguntaba sobre la cosa favorita de alguien más.

—Quiero hacerle a mami un dodecaedro amarillo —afirmó.

En este momento estuve a punto de desmayarme. Era un hito importantísimo. Demostró un interés espontáneo y sincero en aquello que me gustaba, para poder compartir algo conmigo.

Más tarde ese día, estaba con él en el cuarto de juegos de terapia cuando me hizo otras preguntas.

—¿Cuál es el color favorito de Ashley?

—No sé, Jack. ¿Tú sabes? —Ashley es una maestra que trabaja con él a diario y en realidad yo desconocía su color favorito.

—El color favorito de Ashley es el rosa —dijo Jack—. Quiero hacer un dodecaedro rosa para Ashley.

—¡Sí, Jack! —repliqué—. ¡Eso sería muy bonito!

Entonces dijo:

—¿Cuál es el color favorito de Janel?

—No sé, Jack —respondí. Janel era otra maestra de Jack.

—El color favorito de Janel es el verde. Quiero hacer un dodecaedro verde para Janel.

Esta interacción fue enorme a muchos niveles. Habíamos atravesado un umbral y mi hijo se sintió inspirado a hacer preguntas sobre la gente que ama. Entendió el concepto de la amistad y de hacer algo agradable por otra persona. Eso fue más allá de cualquier cosa que hubiera esperado y estaba muy emocionada de que se estuviera comunicando desde una parte de sí mismo que antes creíamos que nunca sería accesible.

El programa Son-Rise ayuda a fomentar relaciones significativas porque no obliga al niño a conformarse a un mundo que no entiende sino que, más bien, nos coloca en un sitio donde primero podemos reunirnos con él en su mundo. Nos enseña a conectarnos con nuestros hijos desde una postura de alineamiento con nuestro yo superior y a aceptarlos por completo como son, sin nunca presionar en su contra. Además, hacer estas cosas, es poderosamente eficaz y muy divertido de poner en práctica. Aunque no creo que exista una panacea para el autismo, si alguien sólo tuviera oportunidad de hacer una cosa, entonces le recomendaría que utilizara el programa Son-Rise. Si se hiciera una encuesta de cuál es la intervención más potente para el autismo, sin duda este programa recibiría mi voto.

Existen cientos de niños que se han graduado del programa Son-Rise después de haber dominado el plan de estudios de cinco etapas. Hay docenas y docenas de videoclips que muestran a los niños tanto antes como después de dominar el programa. Bryn, la hermana de Raun, creció y se casó con un hombre llamado William, y ambos adoptaron a una niña recién nacida. Su nombre es Jade y para cuando cumplió tres años le diagnosticaron autismo. Bryn y William practicaron durante cinco años el programa Son-Rise con Jade y, para esta fecha, Jade tiene 18 años. Según su mamá, es un ser humano excepcional que está experimentando todas las cosas que puede vivir una adolescente típica.

Mi videoclip favorito es sobre un chico llamado Simon. En el video tiene 19 años y habla sobre su experiencia con el autismo. Cuando le diagnosticaron autismo, le dijeron a sus padres que tenía retraso mental y que nunca hablaría. Recuerda cómo se fue abriendo lentamente cuando era pequeño y cómo sentía que iba surgiendo una conexión con las personas que trabajaban en su programa. Describe cómo se sentía y la intensidad del amor que percibió durante sus años en Son-Rise. También habla de todas las cosas que espera para su futuro, como ir a la universidad y casarse, sobre cómo le ayudó el programa Son-Rise a comunicarse desde un sitio que era inalcanzable y de la manera en que esto le ha hecho darse cuenta de que todo es posible para él.

¿Y qué pasó con Raun? Ahora tiene 40 años y se graduó con honores de la Universidad Brown, además de que es el tipo de ser humano al que aspiro a convertirme. Es una de las personas más carismáticas y brillantes que he conocido y alguna vez se le diagnosticó autismo. Se le ama en todo el mundo y se dedica a enseñar los principios del programa Son-Rise por todo el planeta. Es un recordatorio inspirador del alcance que podemos tener los seres humanos cuando abandonamos nuestras creencias limitantes.

## CELEBRAR SU MUNDO

Unas cuantas semanas después del octavo cumpleaños de Jack, estaba sentada con él en el comedor. Le había regalado un alimentador para aves porque me percaté de que le hacía especialmente feliz observar a las aves en los árboles. Pusimos el alimentador al otro lado de la ventana del comedor para que pudiera ver de cerca a los diferentes pájaros. Todos nos emocionábamos cuando se acercaba un cardenal o un azulejo, o el favorito de Jack: el carbonero.

Esa mañana en particular, no podíamos ver el alimentador desde nuestras sillas en el comedor y Jack miraba hacia el prado al frente de la casa. Volteó hacia mí y me dijo, mientras señalaba al exterior.

—¿Ves ese pájaro en el prado?

—Sí, Jack, ¡sí! —grité mientras saltaba de mi asiento—. ¡Veo el pájaro en el prado! ¡Sí, Jack, lo veo!

Probablemente piensen que mi reacción fue extrema. ¡Simplemente era un ave sobre el césped! Pero el elemento importante que deben saber es que mi hijo *nunca* —ni una sola vez en sus ocho años de vida— me había mirado y señalado a algo que quisiera compartirme. Al comunicar su observación, actuó con base en su deseo de crear una relación recíproca con otra persona. En mi mente, ese momento es más grande que cualquier otro hito que hubiera alcanzado hasta ese momento. Fue el inicio de una conexión que tuve con mi hijo y que por muchos años creí que era imposible de obtener.

Para ese momento, llevábamos dos meses utilizando el programa Son-Rise a medio tiempo después de la salida de la escuela, y este no sólo fue nuestro primer avance, sino que este tipo de conexión nunca había ocurrido luego de *seis años* de tratamiento intensivo con ACA. Jack ya estaba en segundo año de primaria, y luego de otro año de ocupar el programa Son-Rise a tiempo parcial su progreso fue suficiente como para que yo tuviera confianza en aplicarlo por completo.

Cuando iniciamos de lleno el programa, Jack estaba en la segunda etapa de las cinco que conforman el plan de estudios sociales. Ashley, una de sus principales maestras, trabajaba regularmente con él y recuerda la emoción que le provocó al principio que Jack le dirigiera la mirada. Sin embargo, aunque había momentos en que lo hacía, estos eran fugaces.

Para el final del tercer grado, lo saqué de la escuela para llevar el programa a tiempo completo. Ahora, un año después de esto, tengo a un niño completamente diferente que hace y responde todo tipo de preguntas, cuenta chistes, ríe de nuestras bromas, pregunta cuáles son nuestras cosas favoritas, reconoce cuando estamos tristes o dolidos y quiere darnos un beso o un abrazo para hacernos sentir mejor, inicia juegos con nosotros y participa en nuestros juegos y actividades, esperando su turno y siguiendo las reglas. Asimismo, la mayor parte del tiempo prefiere que lo acompañe alguien y que esa persona juegue con él. No le gusta estar solo. Entra en una habitación, me mira y luego me lanza una gran sonrisa mientras dice «¡Hola, mami!». Se pone triste cuando salgo de la casa y se emociona mucho cuando regreso.

Jack pasó la segunda etapa y la mayor parte de la tercera etapa del plan de estudios sociales. Ahora estamos a punto de ingresar a las metas de la etapa cuatro en algunas de las áreas del desarrollo. Su progreso viene únicamente de un sitio dentro de él, como un progreso natural de su desarrollo. Nunca se le fuerza a nada y, como resultado, hace las cosas de manera espontánea, sorprendiéndonos a todos cada vez que eso ocurre.

La idea detrás del programa Son-Rise tiene como base la manera en que moldeamos nuestras creencias y actitudes como padres y maestros. Este proceso nos enseña que sólo tendremos éxito cuando cambiemos nuestra perspectiva acerca de los comportamientos del niño. No puedo dejar de enfatizar la importancia de este elemento. Tuve que abandonar por completo todos los temores y juicios acerca de lo que mi hijo estaba haciendo y aprender a aceptarlo plenamente como es. Tuve que dejar de lado todas las expectativas de un resultado y afianzarme firmemente en el presente. Es un proceso que funciona a muchos niveles, tanto para los padres como para el niño. Es un proceso que sana.

Un niño con autismo es capaz de una enorme empatía y calidez, y esto entra en fuerte contradicción con las creencias actuales sobre estos niños. Cuando les permitimos vivir en su felicidad, podemos fomentar la conexión, crear un puente y observarlos salir de su aislamiento.

Sammy nació en la misma época en que le diagnosticaron autismo a Jack y me he preguntado si la tristeza que sentí fue algo que él internalizó de algún modo, porque siempre ha sabido que Jack es diferente. Sam actúa como si fuera el hermano mayor, aunque Jack lo es, y se muestra sumamente protector y tolerante con su hermano.

Por otro lado, Ben nació cuando Jack tenía cinco años. Él tiene otra perspectiva. Se enoja cuando Jack no puede hacer su papel *adecuado* de hermano mayor. Desde su perspectiva, un hermano mayor adecuado lo colmaría de atenciones, lo cual quizá se deba a que es el bebé de la casa. La frustración que sufre es muy típica, ya que, al igual que muchas otras personas, no siente que pueda entender a Jack. Pero sé que Ben está desesperado por establecer una conexión con su hermano.

Hace más o menos un año, mis tres hijos nadaban en nuestra piscina. Yo estaba sentada en la orilla, observándolos. Por lo común, Ben trataba de persuadir a Jack para que jugara con él, dándose por vencido la mayoría de las veces luego de varios intentos fallidos.

Pero ese día en particular, Ben decidió seguir la pauta de Jack. Este saltó en el lado profundo y Ben lo siguió. Jack salpicó agua en el borde de la piscina y Ben hizo lo mismo. Jack nadó hasta los surtidores y salpicó. Ben también lo hizo. Observé durante 30 minutos mientras Ben seguía a Jack por todas partes, dentro y fuera de la alberca, para participar en las mismas actividades.

Me di cuenta de que intuitivamente ingresaba al mundo de Jack y hacía un intento por conectarse a través de lo parecía ser un último recurso. Y funcionó. No sólo compartieron las risas y la diversión, sino que la interacción tuvo una cualidad tranquila y ligera que nunca había visto entre ambos.

Además, Ben se divirtió y mucho. No hubo obligatoriedad, ni tampoco frustración. Mi hijo de cuatro años me demostró el poder de la aceptación. Durante esos 30 minutos Ben entró con Jack a su mundo y se la pasaron realmente bien.

● **Capítulo nueve**

# Cómo liberarnos del temor

Llegué a mi casa en Nueva York desde California en un vuelo nocturno. Cuando subí por la entrada del auto, Sammy y Ben salieron corriendo por la puerta trasera de la casa y llegaron hasta la portezuela, gritando y saltando de emoción. Nuestra perra Abby también estaba con ellos, incapaz de controlar su agitación. Esta era una rutina típica, incluso cuando regresaba de trabajar mi turno de 24 horas en la sala de urgencias.

Por lo común, cuando regresaba a casa de un viaje, Jack estaba jugando solo en algún sitio dentro de la casa y yo iba hasta él para saludarlo. Pero en esta ocasión estaba esperándome junto a la puerta. Se quedó parado allí, sonriendo y observando todos mis movimientos.

Yo había ido a California a ver a Rudy, mi chamán, por recomendación de otra madre que utilizaba un abordaje holístico para sanar a su hijo con autismo, pero que también estaba muy enfocada en sanarse a sí misma. Yo quería resolver de algún modo los aspectos más oscuros de mis propios demonios, ya que sentía que me estaban sofocando. No vivía una vida plena porque me abrumaban mis temores y juicios, pero no tenía la menor idea de cómo encontrar a alguien que me ayudara a resolver mis problemas. Así que cuando esa amiga me recomendó a Rudy, agradecí la oportunidad. Yo había crecido en California, así que el viaje me permitía un regreso agradable a uno de mis lugares favoritos.

Digo que Rudy es mi chamán, aunque en realidad es un sanador híbrido que combina la hipnosis, la meditación y el uso de tambores y cánticos, junto con otros métodos, para descubrir los problemas que bloquean al yo.

Siempre establecíamos una intención para nuestras sesiones. Yo meditaba antes de ir a ver a Rudy y le pedía a mi yo superior que me ayudara a precisar la siguiente fase del trabajo que necesitaba realizar. Ese día me había propuesto la intención de abandonar el dolor que me había estado asfixiando. Se sentía como algo más bien inespecífico, pero sabía que era una enorme carga muy pesada, como una densidad oscura, que me rodeaba y provocaba que tuviera mucho temor.

Al sentir esta pesantez, también me di cuenta de que la había venido arrastrando por muchos años sin siquiera darme cuenta. En lugar de definirla o reconocerla, simplemente huí de ella. Nunca busqué ninguna guía o las herramientas que me permitieran darme cuenta de que mi psique necesitaba alguna ayuda.

Por supuesto que esto fue así hasta que la presencia de Jack me enseñó otra forma de vivir.

Con base en ese trabajo previo, Rudy y yo enfocamos la sesión en mi propósito de acceder al dolor, con la intención de entenderlo, reconocerlo y liberarlo. Empezamos con respiraciones profundas y luego me recosté en su mesa de terapia y me concentré en mis respiraciones, mientras él encendía salvia y otras hierbas para limpiar la energía. Luego puso música nativa americana con flautas y tambores.

Me guió hacia el dolor por medio de hipnosis. Siempre me sentía segura en presencia de Rudy, como si fuera capaz de enfrentar de lleno mis demonios si tenía su apoyo. Comenzamos el diálogo.

—¿Qué sientes? —preguntó Rudy.

—Siento mucho frío y miedo —respondí, tiritando.

—No tengas miedo —dijo Rudy—, los escalofríos se deben a que tu cuerpo está sintiendo el temor. Simplemente sigue respirando.

—Muy bien. Lo intentaré.

—¿Qué ves?

—Veo oscuridad. Hiedras negras que se enredan alrededor de mi cuerpo.

—Tan sólo obsérvalas. No huyas de ellas. Estás segura aquí.

—Las estoy viendo. Son heladas y feas.

Hicimos una pausa para que pudiera concentrarme un momento en las imágenes, lo cual me ayudaría a dejar de huir de ellas.

—¿Qué piensas que significa la oscuridad? —me preguntó Rudy un instante después.

—Que no hay amor aquí. No hay amor.

—¿Por qué no? —inquirió Rudy—. ¿Por qué no hay amor allí?

—Es el infierno. ¿Dónde está Dios? Dios no está aquí.

—¿Dónde está Dios?

—No lo sé. ¿Por qué Dios no está aquí? ¿Por qué Dios me abandonó?

—¿Qué quieres decir?

—Cuando era pequeña, apenas una niña, sentí que el amor no existía. Que Dios no existía.

En ese momento, Rudy me hizo avanzar por el proceso para salir del estado hipnótico. Al salir de ese estado, también abandoné la oscuridad. La dejé atrás. Recuerdo con gran claridad la sensación de consuelo por ya no estar en ese lugar oscuro. Estaba envuelta en una delgada sábana y esa era la sensación más gloriosa del mundo. Estaba tan extasiada de salir de la oscuridad que sentí como si la sábana fuera Dios. No era una deidad masculina y vengativa como la que a menudo se presenta en los textos religiosos, sino que la percibí más como una inteligencia divina y como una fuente de energía omnipotente.

Y también sentí el amor. En ese momento percibí un intenso amor.

—Dios es amor —dijo Rudy—. Sin amor no hay un Dios. Sólo hay oscuridad. Dijiste que en tu infancia el amor estuvo ausente. Tuviste mucha oscuridad.

Mientras procesaba la sesión, empecé a ver con claridad. La sábana era el recordatorio de que Dios estaba en todas partes. En los frescos pisos de madera y en el gato de Rudy, mientras ronroneaba y se acostaba junto a mí. Me di cuenta de que Dios nunca está ausente.

Luego de la sesión sentí un enorme alivio, como si me hubieran quitado un peso de encima. No se parecía a nada que haya sentido alguna vez en la vida. Me sentí segura, como si todo el dolor que sentía por creer que no me amaban fuera sólo una ilusión. A través de esta transformación cambié una creencia falsa acerca de mi existencia.

Mientras conducía a casa desde el aeropuerto me percaté súbitamente del hecho de que estaba cansada, pero que sentía una paz excepcional. Era un contraste agradable con respecto a la ansiedad que había sentido al salir de casa, cuando anticipaba el esfuerzo de resolver algo que estaba enterrado en mi inconsciente.

Anteriormente, cuando regresaba de un viaje, era típico que encontrara a Jack jugando solo, pero en esta ocasión me esperaba en la puerta y tenía una sonrisa.

Jack estaba en paz. Así es como describo su sonrisa en ese momento. La sonrisa pacífica con la que me recibió me sugirió que lo rodeaba una sensación de alivio. Parecía como si se sintiera tan seguro como yo, como si parte de su ansiedad se hubiera disipado junto con la mía.

Era obvio que él también había experimentado un cambio.

## EL PROBLEMA CON LAS CREENCIAS LIMITANTES

Mi trabajo con Rudy en California siempre me ha colocado en un mejor lugar en términos emocionales. Descubrí que examinar mi vida de ese modo —descubrir mis temores enterrados— me ha permitido sanar y alinearme con mi yo superior. A pesar de las cosas que han surgido, como no sentirme valiosa, percibir que no soy capaz de recibir amor y creer que soy una carga, e incluso temer que *no* está bien que exista, al reconocer esos sentimientos experimenté una sanación muy poderosa. Siempre he salido de California sintiéndome más ligera, más optimista y con mayor claridad acerca de mi vida.

Todos tenemos historias de nuestro pasado y sin importar las dificultades o traumas nos aferramos al dolor de esas experiencias. Cuando nos aferramos a este dolor desarrollamos un falso sentido de quiénes somos y de qué somos capaces. Este es el ciclo del estado perpetuo de temor en el que muchos de nosotros vivimos. Pero es una ilusión.

¿Alguna vez has conocido a alguien que se esfuerza demasiado en una relación amorosa, quizá en las primeras etapas? Esa persona se enamora como loca, está totalmente disponible y está dispuesta a hacer cualquier cosa para lograr que su nuevo compañero sea feliz. Pero luego la relación termina, probablemente porque esa persona demuestra su enorme dependencia emocional. ¿Qué podría impulsar a ese tipo de gente? Creen que deben ponerse a disposición del otro porque sienten que no tienen ningún valor. Tienen miedo a la pérdida, el abandono o a descubrir que no valen nada.

¿O qué me dices del chico abusivo de la escuela? Recuerdo a un niño en la primaria que intimidaba y asustaba a un montón de chicos. Era rudo y no le importaba a quien lastimara. A la larga descubrimos que sus padres se estaban divorciando y —ahora es obvio al mirarlo en retrospectiva— estaba dolido. No tenía ningún poder en casa y creía que tenía que abusar de los demás para recuperar ese poder. Sus comportamientos eran una manifestación de su dolor.

Si nos aferramos a nuestro dolor, sin importar lo grande o pequeño que sea, nos sabotearemos. Cuando permanecemos en este patrón de aferrarnos al dolor garantizamos la continuidad del sufrimiento y la confusión que se revelan a través del temor, el enojo, la tristeza, la pena y otros sentimientos onerosos. Seguimos creyendo que somos una carga y que carecemos de valía, y que nuestra única manera de adquirir poder es dañando a los demás.

Esto no constituye una vida muy dichosa.

En apariencia, mi niñez fue perfecta. Tenía un padre y una madre. Mi padre trabajaba como ingeniero y mi madre se dedicaba al hogar. Durante gran parte de mi vida, nunca pensé que mi infancia hubiera sido traumática, pero desde temprana edad presenté algunas conductas problemáticas.

Tenía 13 años cuando me emborraché por primera vez. Me llevaba con un grupo negativo de amigos. A mi mejor amiga le gustaba robar en las tiendas y a menudo bebíamos en las fiestas. Con frecuencia faltábamos a clases y participábamos en conductas imprudentes. Nos fugábamos de la casa durante las noches para ir a fiestas y beber. La primera vez que probé las drogas tenía apenas 15 años.

La situación empeoró a medida que me hice mayor. Cuando tenía 17, salía con un chico que era abusivo en sentido físico y emocional. Con frecuencia era violento e incluso me rompió la mano durante una pelea, pero de todas maneras me quedé con él durante tres años. Además de que usábamos drogas. Apenas recuerdo esa época de mi vida.

Después de cumplir 20 años tuve una serie de relaciones amorosas negativas y pensaba muy poco en lo que estaba haciendo. Pero cuando tenía 27 años conocí a Greg, quien fue el primer amor verdadero en mi vida. Pasamos juntos un año y nos dedicábamos casi todo el tiempo al senderismo, a montar en bicicleta de montaña, y a correr y patinar. Viajábamos juntos, cocinábamos juntos y simplemente nos encantaba estar juntos. Esa fue la primera relación normal que conocí.

Pero la relación terminó cuando tenía 28 años. No podía contener la abrumadora pena y durante dos semanas me dediqué a beber de día y de noche, hasta que finalmente intenté suicidarme. Ingerí un puñado de pastillas junto con una botella de vino, pero no funcionó.

De algún modo logré poner mi vida en orden. Ya había decidido que seguiría los estudios de medicina y era la época de inicio de clases. Pasé dos años obteniendo los prerrequisitos para ingresar a la facultad de medicina, lo cual logré cuando tenía 30 años. Mis padres estaban muy orgullosos de mí.

Para cuando tuve a Jack, ya tenía 38 años y estaba bastante desapegada de la persona que era en realidad. Mi trabajo con Rudy me condujo de regreso a mi infancia, la cual explicaba gran parte de mi conducta. Cuando una joven usa drogas y bebe al grado en que yo lo hacía, permite que su novio abuse de ella e intenta suicidarse porque una relación se acabó, está sucediendo algo bastante perturbador.

Mis padres huyeron de Alemania en 1951. Mi padre luchó en la Segunda Guerra Mundial cuando tenía 18 años y mi madre tenía 17 años cuando bombardearon Dresden, su ciudad natal. Huyeron a Canadá y luego se mudaron a Estados Unidos, aproximadamente un año antes de que yo naciera. Para entonces, mi madre tenía cuatro hijos, no tenía ningún amigo y su relación con su propia madre era tensa.

Recuerdo que en ocasiones solía decir con indiferencia que nunca quiso tenernos ni a mi hermana ni a mí —que éramos sus dos últimas hijas— porque se sentía demasiado abrumada. Estaba sola y nos criaba sin ningún apoyo. Cuando le pregunté si nos amaba, contestó que, por supuesto, a la larga aprendió a amarnos.

Mis padres eran típicamente alemanes y creían que sus hijos debían obedecerlos a toda costa. Sus acciones seguían aquel proverbio de «Los niños están para ser vistos, mas no oídos». Mi mamá también aceptaba la creencia prevaleciente en esa época que afirmaba que la mejor manera de lidiar con un bebé que llora era dejarlo «llorar hasta que se cansara». No recuerdo que alguna vez en mi infancia mi madre me haya abrazado o dicho que me amaba. Tenía más de 20 años la primera vez que me lo dijo. Se sentía tan agobiada por el dolor de su propia vida que no sabía cómo nutrirme en sentido emocional.

Mis padres fueron maravillosos para proveer todo lo que necesitábamos, como un techo, comida y vestido. Pero eran adolescentes en la Alemania de la Segunda Guerra Mundial y en esa época no se hacía mucho énfasis en los afectos. Estaban en modo de supervivencia.

Para cuando cumplí cinco años ya me habían entrenado a no causar dificultades ni expresar mis sentimientos. Tenía que ser buena, callada y perfecta. Una vez me robaron mi juguete favorito en la escuela, pero me quedé sentada en mi habitación llorando sola porque estaba aterrorizada de contárselo a mi madre. Todos esos años me volví la encarnación de la perfección, hasta que llegué a la adolescencia. Me rebelé como lo hacen muchos chicos durante la adolescencia, aunque mi padre trató de establecer contacto conmigo en unas cuantas ocasiones porque estaba muy preocupado de mi comportamiento.

Imagino que mi infancia no es tan diferente de la de los hijos de otras familias de inmigrantes. Pero un aspecto más significativo en mi caso es el hecho de que mis experiencias específicas me condujeron a aferrarme a dolores muy graves y, a su vez, esto me llevó a tener ciertas creencias limitantes sobre mi falta de valía. Todos hemos experimentado algún tipo de dolor y si no nos liberamos de esta carga, entonces perpetuamos nuestro sufrimiento a lo largo de nuestra vida.

## NUESTRO SUFRIMIENTO Y EL AUTISMO

¿Alguna vez te has dado cuenta de que el tema del sufrimiento humano impregna todas las religiones de, la psicología occidental y otros sistemas filosóficos? Los textos sagrados judeocristianos están llenos de pasajes que interpretan el significado del sufrimiento humano. En ellos se le describe como un castigo para el pecado o para el mal, una prueba de la fidelidad o un motivo para que Dios demuestre misericordia y amor, al igual que como un acto de redención mediante el cual Jesús asumió todo el sufrimiento humano a través de su propia muerte en la cruz.

El budismo se basa en las cuatro nobles verdades que definen nuestra vida en el contexto del sufrimiento humano. La primera noble verdad declara que la vida es sufrimiento. Esa es una afirmación bastante fuerte como para ser la base de toda una filosofía.

El chamanismo se fundamenta en una práctica que se enfoca por completo en sanar la condición humana a través de acceder al mundo espiritual. Quienes practican este sistema creen que, al enfrentar un trauma, nuestra alma se fragmenta o se divide, y parte de su papel es ayudar a recuperar y sanar esas partes fragmentadas de nosotros mismos.

La palabra «psicología» se deriva de los términos griegos «psique», que significa alma, y «logos», que significa estudio. La psicología occidental es el estudio científico de la mente humana y sus funciones, especialmente aquellas que afectan el comportamiento.

Cuando la gente visita a un psicólogo, en general busca ayuda con algún sufrimiento o dolor.

Los seres humanos sufrimos. Experimentamos la vida e inevitablemente sufrimos. Pero, más que eso, nuestro sufrimiento afecta en general a quienes nos rodean. La mayoría podemos recordar ocasiones en las que estuvimos en una situación especialmente oscura y esta cualidad afectó de algún modo el ánimo de las personas que nos rodeaban. Yo he observado que mi dolor y sufrimiento se correlacionan en forma directa con el ambiente dentro de mi casa y esta idea se sustenta en diversos clichés que tenemos en nuestra cultura, como el que dice que «Cuando mami está contenta, todos están contentos».

Todos los niños perciben la verdad de las emociones de los adultos que los rodean. Es posible que un padre se esfuerce en ocultarles a sus hijos sus emociones perturbadoras, pero los niños son como pequeños espejos que nos reflejan. Nos observan, aprenden de nosotros y nos emulan. Toman para sí nuestros sentimientos y aprenden la manera de comportarse en este mundo con base en lo que les enseñamos. La mayoría de la gente estaría de acuerdo con esto. No es difícil establecer una correlación entre la conducta, estado de ánimo y energía general de un padre y la conducta, ánimo y energía de un niño.

Pero esto es incluso más cierto en los niños con autismo. Podemos fingir que estamos felices, pero ellos se darán cuenta de la verdad. En todas las historias que he leído acerca de este tipo de individuos es evidente que tienen una fuerte naturaleza empática, a pesar de su conducta externa. En apariencia, estos niños podrían parecer ajenos a nosotros, como lo demuestran sus comportamientos aberrantes, como mecerse. Pero si estamos en un estado de angustia, es posible que se estén meciendo *porque* nosotros estamos angustiados. Nuestro desequilibrio se convierte en su desequilibrio, porque están sintonizados más agudamente con el tono emocional de su entorno de lo que podríamos pensar. Me asombran las palabras que han escrito algunos de ellos. Hablan de cosas como la pena insoportable que les provoca nuestro sufrimiento o la manera en que nuestro dolor acerca de ellos les hace sentir que no tienen ningún valor. Los niños con autismo comprenden a nivel muy profundo lo que estamos sintiendo, sea bueno o malo, y cuando nos sentimos mal, ellos sufren.

Pat suele recordarme que Jack siempre tiene una respuesta positiva evidente cuando hay armonía en nuestra casa. Mi esposo puede ver la diferencia en la manera en que Jack se abre un poco más, se siente más alegre y está más conectado. Además, a medida que he trabajado con Rudy y he dejado de lado el dolor a través de otros métodos, Jack ha empezado a expresar un deseo de conocer qué le gusta a otras personas. Me preguntó cuál era mi color favorito para poder hacerme un poliedro de ese color. Cuando yo me siento más libre, él tiene más posibilidades de interactuar.

Es posible que esto no sea ninguna novedad, pero es muy importante considerarlo cuando nos conectamos con nuestros hijos autistas. Tenemos frente a nosotros a un niño que tiene un trastorno de las relaciones sociales y cuya mayor posibilidad de formar relaciones significativas es a través del proceso de interactuar y aprender de adultos comprensivos. Tenemos que modelar lo que queremos que sea. Tenemos que darle una razón para conectarse y si nos abruma la desesperación, o estamos sepultados en el dolor, no le daremos una razón muy tentadora para interactuar con nosotros.

Jack sabe cuando estoy más aligerada. Sabe cuando me he librado de cosas pesadas y está más dispuesto a interactuar y se sintoniza más con mi presencia, como pude observar el día en que regresé de mi sesión con Rudy. No puedo culparlo. Yo también prefiero estar con una persona feliz y positiva. ¿Quién no querría?

Es obvio que todos deseamos liberarnos del sufrimiento. A nadie le gusta. Entonces, ¿cómo logramos este ambiente más liviano y dichoso para nuestro hijo y para nosotros mismos?

## TRABAJO INTERIOR

Es probable que recuerdes la historia de Bears y Samahria Kaufman. Después de que crearon el programa Son-Rise, fundaron el Option Institute<sup>MR</sup> (Instituto Opción) en la región de los Berkshires, al occidente de Massachusetts, con el propósito de ayudar a la gente. Allí es donde pueden acudir las personas para conocer más sobre el programa Son-Rise y para obtener capacitación que les permita implementar ese programa con sus niños con autismo.

Pero un aspecto notable acerca del Option Institute y trabajar con el matrimonio Kaufman es que no todo se refiere a capacitarse específicamente en el programa. En un capítulo anterior señalé que el trabajo inicial de capacitación en el Autism Treatment Center of America para el programa Son-Rise tiene que ver con modificar nuestras actitudes sobre el autismo. Aunque en muchos sentidos las visitas a ese instituto se relacionan de manera irrevocable con el entrenamiento en los métodos del programa, gran parte del trabajo que se realiza con los Kaufman tiene que ver con el cambio de nuestras creencias.

Cuando visité el Option Institute, me había estado lamentando de mis reacciones explosivas hacia cualquier actitud negativa en mi casa. Si Pat mostraba cualquier tipo de negatividad, yo perdía los estribos e iniciaba una fuerte discusión. Tuve una sesión de una hora con Bears Kaufman para llevar a cabo lo que se conoce como un diálogo poderoso. Este es el método que desarrollaron los Kaufman para explorar las creencias.

Durante la sesión, exploramos mi tendencia a explotar en respuesta a la negatividad en mi hogar. Descubrimos que esta conducta era el producto de una creencia subyacente. Yo creía que Jack no prosperaría dentro del programa Son-Rise si había cualquier tipo de negatividad en la casa o, dicho de manera más simple, creía que mi hijo simplemente no progresaría. Así que, cuando surgía algo que reforzaba esa creencia, servía como un potente detonador que conducía a una reacción descontrolada.

Los seres humanos sufrimos. Experimentamos dolor, traumas y cosas parecidas, y nos mentimos con historias sobre la manera en que las circunstancias, otras personas o simplemente nuestra mala suerte son la razón del dolor que sentimos. Durante nuestra sesión, Bears me condujo a analizar la lógica, obviamente defectuosa, de esa creencia y me dio la oportunidad de desecharla. Mi nueva creencia fue que Jack sí podría prosperar y tener éxito en el programa Son-Rise, sin importar las opiniones o actos de alguien más. Yo estaba llevando a cabo el programa, los maestros que participaban tenían la capacitación adecuada y todos tenían la actitud correcta. Ya no perdía la razón cuando alguien hacía un comentario negativo, porque el futuro de mi hijo no dependía de ello. Pero es importante señalar que mi cambio conductual no ocurrió porque hubiera menos comentarios negativos, sino porque mi reacción ante ellos se volvió diferente.

El proceso de llevar a cabo un trabajo interior se refiere a entrenar a la mente a enfocarse de modo diferente. Si nos sentimos impulsados a actuar de ciertas maneras, en especial si no nos gustan esas maneras, podemos explorar qué es lo que nos motiva. Al reconocer la creencia, en esencia estamos determinando la causa de nuestro dolor, de igual modo que podríamos determinar que cierto aspecto de la fisiología alterada de nuestro hijo es la causa de sus síntomas. Una vez que identificamos esta causa, podemos crear un plan de acción como respuesta. En el caso de nuestras creencias limitantes, logramos esto a través de hacerlas a un lado, lo cual nos libera para crear una vida con un mayor significado y propósito.

Como ya mencioné, me criaron en un ambiente en el que los niños estaban para «ser vistos, mas no oídos». Sin embargo, los niños pequeños necesitan de sus padres o cuidadores para sobrevivir. En mi caso, para obtener la aprobación de mis padres debía callarme, hacer lo que me ordenaran, nunca agitar las aguas y, básicamente, ser tan invisible como pudiera. Una vez que obtenía su aprobación actuando de ese modo, conseguía el cuidado y atención que necesitaba para sobrevivir. Debido a que creía que debía ser invisible para sobrevivir, crecí temiendo expresarme.

Como adulta, esta creencia ya no me sirve. Puedo cuidar de mi misma, así que expresarme representa una mejor y más dichosa experiencia. Sufría en respuesta a esta creencia limitante, de modo que el cambio dependía de mí, y al dejar atrás el temor que provenía de aferrarme a esa creencia empezaron a surgir todo tipo de cosas maravillosas. Empecé a aceptar conceptos como el del amor y la aceptación incondicionales.

No mucha gente entiende el poder de nuestras creencias. Cuando trabajamos en nuestro interior, eso nos permite redirigir nuestra mente hacia una actitud de mayor aceptación, comprensión y paz, y cuando decidimos cambiar de manera consciente una creencia podemos utilizarlo como una herramienta para modificar nuestros sentimientos y comportamientos en general. Mi sesión con Bears me permitió hacer justo eso.

Entonces, no es difícil suponer en consecuencia que nuestra propia relación con las creencias limitantes influye en nuestros hijos y en nuestras familias. Jack siempre percibe los cambios en mí cuando regreso a casa de mis sesiones con Rudy. Esto sucede porque emano calidez y bienestar. Al liberarnos, perpetuamos estas cualidades en lugar de seguir aferrados al temor. ¿Qué tipo de hogar deseas?

## EL AMOR POR UNO MISMO CONDUCE A MÁS AMOR

En búsqueda del crecimiento personal he hecho algunas cosas bastante locas. Digo que son «locas» porque muchas de las decisiones que he tomado hubieran parecido ridículas en épocas anteriores de mi vida. Por ejemplo, someterme a terapia de regresión a vidas pasadas fue algo tan extremo que anteriormente me hubiera reído, y mucho, si alguien me hubiera sugerido que lo hiciera. Pero todo lo que he hecho ocurrió de modo muy natural y tuvo todo el sentido del mundo cuando se presentó en mi vida.

La primera noción que tuve en cuanto a sanarme a mí misma e iniciar el trabajo interior comenzó con las terapias alternativas más conocidas. Me sumergí en la acupuntura, la homeopatía, el yoga y la meditación. Algunas de estas modalidades tenían el suficiente fundamento científico como para que no implicaran poner a prueba mi sistema de creencias para creer en su efectividad.

También empecé a utilizar hierbas y suplementos, y ajusté mi alimentación para llevar una dieta más orgánica, basada en alimentos integrales. Este fue un progreso natural para mí porque era algo en lo que ya había enfocado mi atención para mis hijos. Eliminé los químicos y contaminantes de mi hogar, quité los teléfonos inalámbricos y reduje al mínimo la radiación electromagnética. Esto me parecía lógico debido a toda la investigación que hice con respecto al autismo, pero también contribuyó a mi bienestar.

Mi repertorio de técnicas para el trabajo interior es amplio. Utilizo diversas modalidades dependiendo de mi estado de ánimo o de la aparición de un problema específico que se adecuaría más a uno u otro proceso. En 2011 adopté la neurorretroalimentación y sigo usándola con regularidad, tanto conmigo misma como con toda mi familia. Desde hace varios años he sido una entusiasta del trabajo energético y me encanta trabajar con los chacras, cristales y aceites esenciales. Las enfermeras con quienes trabajo en la sala de urgencias se han vuelto muy buenas amigas mías y nos reímos unas de otras durante la luna llena, porque a todas nos gusta limpiar nuestros cristales. Nos decimos «hermanas diosas» y, en efecto, la gente nos percibe como algo excéntricas. Hace poco entré en modalidades más esotéricas, como el chamanismo, la hipnosis y la terapia de regresión a vidas pasadas. Todos estos métodos han tenido un papel en mi comprensión de las diversas partes de mí misma.

Como resultado, mi vida ha cambiado en forma espectacular. Mi matrimonio es cada vez mejor, porque ambos entendemos el poder de nuestras creencias y la manera en que la naturaleza de nuestra conducta se relaciona con ellas. Una de las cosas más asombrosas que me han sucedido en cuanto a comprender mis creencias limitantes es que mi vida se ha vuelto mucho mejor de lo que nunca pude imaginar. Mi relación con mis hijos se ha vuelto mejor a cada día que pasa y hay más armonía en mi hogar.

El trabajo interior es una decisión muy personal. Todos tenemos preferencias y problemas diferentes, aunque algunos se superpongan. Se parece mucho al abordaje que tomamos para intervenir en beneficio de nuestros hijos, en cuanto a que se requiere de un plan personalizado que se adapte a las necesidades del niño. De manera similar, debemos personalizar nuestro propio programa de sanación. Aquello que funciona para mí no necesariamente funcionará para ti.

Entonces, ¿por dónde puedes iniciar? Eso depende del sitio en el que te encuentres hoy. Empieza con algo que te permita creer en su efectividad sin exigir un cambio radical en tu postura. Por ejemplo, si nunca has considerado conceptos como la reencarnación, es poco probable que te lances a una terapia de regresión a vidas pasadas. Te sugiero que comiences con cosas más concretas y que culmines con modalidades más esotéricas.

Te insto a examinar el bienestar del ambiente dentro de tu hogar. Elimina cualquier químico o contaminante potencial en el aire, agua, mobiliario, tapetes y artículos de limpieza. Luego considera una dieta que tenga una base más orgánica y que puedas permitirte en términos económicos, o por lo menos intenta con una dieta sin IGM. Considera los alimentos integrales en lugar de los procesados y solicita la valoración de un médico para que determine tus posibles deficiencias nutricionales. Luego puedes tomar decisiones en cuanto a suplementos, medicina herbolaria y homeopatía, si eso tiene sentido para ti.

A continuación, piensa en alguna forma de práctica para el cambio energético que promueva la relajación y la reducción del estrés. Esto podría incluir yoga, acupuntura, neurorretroalimentación y cualquier ejercicio físico agradable.

Creo que la meditación es la herramienta más poderosa de la que disponemos para hacer un trabajo interior. Es gratuita, la puedes hacer casi en cualquier parte y aprovecha el recurso más profundo que tenemos: nuestro yo interior. Cuando nos entrenamos a ver dentro de nosotros tenemos acceso a las respuestas para cualquier pregunta que podamos hacer.

Existen muchas modalidades de sanación energética que podemos agregar a nuestra experiencia de meditación. El equilibrio de chacras, los aceites esenciales y el Reiki son sólo unas cuantas de las terapias auxiliares que podemos usar.

Una vez que hayas experimentado con estas modalidades, considera pasar a las más esotéricas. La hipnosis puede darte cierta comprensión profunda y es mucho más fácil de lo que podrías suponer. Nunca creí que podría someterme a hipnosis, pero con el profesional adecuado descubrí que es agradable y fácil de practicar. La terapia de regresión a vidas pasadas es interesante y puede ser muy sanadora para algunos. Puede darte un discernimiento sobre asuntos que, de otro modo, parecerían esquivos. Trabajar con un chamán también puede ser catártico, en especial cuando buscas encontrar claridad con respecto a un asunto en particular.

El dolor, el temor y las creencias limitantes no le sirven a nadie, a menos que te liberes de ellas. Al liberar estas emociones negativas creamos algo nuevo. Creamos un espacio para algo positivo y enaltecedor. En la actualidad existen muchos sanadores, asesores espirituales y recursos que pueden ayudarnos a lograrlo.

Cuando haces este trabajo interior, puedes crear un ambiente completamente nuevo en el que puedan prosperar tanto tú como tus hijos.

Hace poco colocamos una computadora nueva en el comedor. Era un sistema de videovigilancia que nos permitía tener un monitoreo de última generación para la habitación donde aplicamos el programa Son-Rise con nuestro hijo. Era una herramienta clave para retroalimentar información a los maestros, y también para la valoración y desarrollo continuo del programa de Jack.

Una mañana en que bajaba por las escaleras, descubrí que Jack estaba frente a la computadora y reía. Cuando vi que Jack tenía una enorme taza roja en la mano, supe de inmediato lo que había sucedido.

A Jack le gustan los ventiladores porque, como es evidente, los ventiladores giran. La computadora tenía un ventilador de metal que se podía ver a través de la rejilla de la cubierta. Cuando viertes agua en un ventilador, lo haces girar. En cuanto me acerqué a Jack y vi la taza en su mano descubrí que había un enorme charco sobre la mesa y el agua se derramaba al piso.

Esa era la razón para la risa de Jack; siempre ríe cuando hace girar un ventilador.

Solía rociar con la manguera las unidades de aire acondicionado que estaban en la parte externa de la casa para girar las aspas de esos enormes ventiladores. Esto sucedió hasta que lo descubrimos y le impedimos seguir haciéndolo, porque era peligroso que estuviera cerca del aire acondicionado.

Así que esa mañana encontró una manera muy astuta, pero costosa, de lograr que girara el ventilador de la computadora. En otro tiempo hubiera tenido un mini ataque de rabia al darme cuenta de lo sucedido, pero en esta ocasión tuve una sorprendente sensación de tranquilidad.

La computadora de 4 000 dólares estaba destruida y yo elegí no explotar. Esto se debe a que mi respuesta a cualquier situación es donde puedo ejercer mi poder. Allí es donde reside mi control sobre mi propia felicidad. Al trabajar en mi interior he descubierto que mi felicidad —o falta de ella— no está relacionada con ninguna situación externa. Sólo se vincula con mi manera de responder ante la situación. El incidente con la computadora fue un potente recordatorio de este hecho.

Cuando analicé mis sentimientos acerca de lo que acababa de suceder, mi única ansiedad se refirió a cómo reaccionaría mi marido. Pero al final todo salió bien. Las computadoras se descomponen, así que compramos una nueva.

Pero ahora la encerramos en un sitio seguro: dentro de un armario.

## Capítulo diez

# La fe lo vence todo

A Jack le encantan los rompecabezas. Una tarde en que me disponía a pasar tres horas con él, entré al cuarto de juegos con un rompecabezas del mapa de Estados Unidos. Tenía cincuenta piezas, una por cada estado del país, así que sería fácil de armar. A Jack le gustaba adivinar las capitales de los estados y su aguda memoria le permitía responderlas siempre bien.

Disfrutaba de esparcir las piezas, voltearlas al revés y elegir primero sus estados favoritos. Le encantan Nueva York y California, porque sabe que vivimos en el primero y que yo crecí en segundo, así que nos dedicamos a ordenar las piezas.

Con gran emoción me senté junto a él en el suelo para armar el rompecabezas, pero en lugar de colocarlas sobre el mapa, empezó a tomar las piezas y a arrojarlas, una por una, mientras colocaba el oído junto al piso. Lo había visto hacer lo mismo en multitud de ocasiones y con muchas cosas. Le gustaba arrojar cosas de plástico, como los ladrillos de Lego, las casas y hoteles del Monopoly, o los bolígrafos que había desarmado, y escuchaba con gran atención los sonidos que hacían al golpear el piso. Esa era una actividad típica de Jack y en muchas ocasiones participé en ella junto con él.

Luego empezó a ponerse las piezas junto a la oreja mientras las rascaba y frotaba. La mirada de éxtasis en su rostro me sugería que disfrutaba mucho los sonidos que producían. Observé cómo repetía esa conducta con cada una de las piezas que representaban los Estados. Le agradaban los crujidos que producían el plástico, el papel, el cartón o cualquier otro material que tuviera a su alcance, así que esta también era una actividad típica de Jack.

Decidí divertirnos un poco y ampliar su juego para desafiarlo un poco más. Tomé un montón de piezas del rompecabezas y las escondí a mis espaldas.

—Jack, se me ocurre una idea muy divertida. ¿Sabes cuál Estado es este? –Dejé caer la primera pieza, que produjo un ruidito sordo al golpear el piso.

—Wyoming —respondió.

Giré para ver la pieza.

—¡Vaya, Jack, *sí es* Wyoming! Eso estuvo muy bien. ¿Y qué me dices de esta? —Dejé caer otra pieza.

—Kentucky.

Como era de suponerse, se trataba efectivamente de Kentucky. Continuamos jugando así por un rato más y Jack nunca falló con ningúno, así que decidí aumentar las apuestas.

—¿Puedes adivinar cuál es este? –pregunté mientras sostenía una pieza a mis espaldas y la rascaba.

—Washington —respondió casi al instante.

—¿Y este otro? —proseguí—. ¿Cuál Estado es este?

—Carolina del Norte.

Jack siguió jugando conmigo, dándome siempre la respuesta correcta. En otra ocasión me había resultado muy notable que pudiera utilizar su oído absoluto para distinguir cinco notas diferentes que Sammy tocaba a un mismo tiempo en el piano. Pero en mi mente, esto lo llevaba a un nivel totalmente nuevo.

¿Qué podía estar ocurriendo dentro de su realidad? ¿Cómo eran sus percepciones y cuál era la importancia de tal capacidad? Me pregunté qué podría significar todo esto, al tiempo que, de nuevo, estaba asombrada de mi pequeño.

## EL PODER (Y EL PROBLEMA) DE LAS CREENCIAS

Quiero que intentes un ejercicio. Piensa en algo en este preciso momento. Quizá se trate de lo que estás leyendo o de lo que cenarás, o tal vez tus pensamientos divaguen de un tema a otro o hacia algo más. Luego cataloga tu pensamiento. ¿Es importante, trivial, pasivo, agresivo, positivo, negativo o es de alguna otra naturaleza?

Todo el tiempo tenemos pensamientos. Algunas personas dicen que tenemos 60 mil pensamientos al día. Esos son muchos pensamientos que nos bombardean constantemente. Sin embargo, ¿alguna vez te has detenido a percatarte de la naturaleza de aquello en lo que piensas? En general, cada uno de esos pensamientos tiene implícito algún sentimiento o cualidad, y principalmente podrían considerarse como positivos o negativos. ¿Te has dado cuenta de que, dependiendo de qué sea en lo que estás pensando, te sientes especialmente bien o mal?

Por ejemplo, pensar en saborear un café sobre la veranda de una casa vacacional en la playa mientras observas la salida del sol, provocará un sentimiento muy diferente que pensar en cómo le dirás a tu mejor amiga que viste a su marido con otra mujer. En el primer caso, es probable que sonrías y que te sientas bastante serena, mientras que en el segundo se te hará un nudo en el estómago y te sentirás un poco indispuesta.

Si seguimos la misma idea, considera cómo se siente el niño que crece en un hogar donde uno de sus padres es alcohólico. El padre lo denigra y critica constantemente. ¿Qué perspectiva piensas que tendrá el niño acerca de sí mismo? Compara esto con el chico que crece con padres muy conscientes. Estos padres le dicen todo el tiempo que puede hacer o ser lo que quiera y que es una persona esencialmente buena, con un potencial ilimitado. Es probable que esta persona se vea a sí misma desde un punto de vista muy diferente que el niño que nació en un hogar donde hay un alcohólico.

En gran medida son las creencias las que nos hacen ser quienes somos. Son el pegamento que fija nuestra identidad a nosotros. Sin embargo, algo aún más significativo es que nuestras creencias activan nuestros pensamientos, que a su vez activan nuestras acciones. Considera los pensamientos del hijo del alcohólico. Si su padre le dice que es estúpido o flojo, entonces hay grandes posibilidades de que empiece a creerlo. Cree que es estúpido, así que nunca solicita el empleo que realmente quiere. Se dice a sí mismo que nunca podría conseguir ese trabajo, que no es suficientemente listo y que es probable que de todos modos fracase. Los sentimientos que rodean estos pensamientos son intensos. Está triste y desesperanzado.

Ahora considera al otro niño. Si cree lo que le dicen sus padres, entonces tendrá una perspectiva positiva de sí mismo. Encuentra una oportunidad de empleo y empieza a verse como la persona que lo obtiene. Se dice que sería un gran candidato, porque sabe que puede hacer cualquier cosa que se proponga. Siente confianza y esperanza. Sus pensamientos lo llevan por el camino del éxito y los sentimientos que se asocian con ese proceso de pensamiento contrastan agudamente con los del hijo del alcohólico.

Los seres humanos sufrimos por las cosas que creemos. Creemos que no somos bastante buenos para conseguir un mejor trabajo. Creemos que no somos dignos de una relación de respeto mutuo. Creemos que tenemos que aceptar las cosas como son y a la autoridad ajena a nosotros, como lo que nos dicen los médicos o lo que opinan los expertos. Tenemos muchas creencias limitantes que se basan en el temor y que restringen, tanto de manera individual como colectiva, nuestro potencial.

Estas creencias tienen ese impacto porque forman la base de la calidad de los pensamientos que tenemos en un momento determinado. Los pensamientos conducen entonces a sentimientos, que pueden ser enaltecedores y vitalizadores, o dañinos y destructivos.

Pero tan sólo porque el padre alcohólico haya llamado estúpido a su hijo, y éste lo haya creído mientras crecía, ¿está obligado a seguir creyéndolo en su adultez? ¿O, como adulto, está en libertad para decidir que *no* es estúpido? El aspecto esencial, e incluso genial, de las creencias es que podemos elegirlas y, por ende, podemos elegir nuestros pensamientos.

Piensa en las creencias que rodean al diagnóstico de autismo. Se considera como una tragedia y esa es una creencia limitante tanto para el niño como para su familia. En mi primera capacitación dentro del programa Son-Rise, Bears nos habló sobre un hombre que era padre de una chica con autismo. Creía que era una tragedia y, en consecuencia, tomó un arma y le disparó a su hija en la parte posterior de la cabeza mientras dormía. Luego se llevó el arma a la cabeza y se suicidó. Una portada reciente de la revista *New York* trataba sobre una madre que intentó suicidarse y matar a su hija adolescente con autismo. No tuvo éxito, lo cual es afortunado, pero las consecuencias trágicas para su familia les afectarán por generaciones.

Después de que Bears nos contó esa terrible historia, planteó una pregunta para los padres o cuidadores de niños con autismo que estábamos en ese salón: ¿cómo sería su creencia acerca del autismo si ocurriera la siguiente escena?:

—Hola, acudí aquí con mi hijo porque necesito su ayuda.

—Muy bien. ¿Por qué necesita mi ayuda?

—Mi hijo tiene autismo.

—¡Felicidades! ¿Se da cuenta de lo afortunado que es?

Estaba haciendo una especie de parodia, aunque Bears hablaba en serio. Pienso en Jack y en todas las demás historias asombrosas que he escuchado o leído. Estos niños tienen capacidades notables que están lejos de ser trágicas, como la capacidad de mi hijo para distinguir por el sonido las piezas de cartón de un rompecabezas. Esta capacidad puede parecer como un truco bastante notable que, por lo menos, le daría la oportunidad de deslumbrar a otras personas.

Pero hablando en serio, Jack ha abierto un portal a un aspecto completamente diferente de nuestra realidad.

## EN BÚSQUEDA DE UNA FRECUENCIA MÁS ALTA

Einstein decía que todo en la vida son vibraciones. Esto se debe a que todo lo que vemos alrededor vibra con una frecuencia u otra. En ese sentido, el sonido es una forma de energía, del mismo modo que la electricidad o la luz.

Y todo lo demás también es energía.

A través de la física cuántica tenemos la oportunidad de explorar el concepto de que todo en nuestro universo es energía. Esta disciplina (que también se conoce como teoría cuántica o mecánica cuántica) es el estudio del comportamiento de la materia y energía a niveles molecular, atómico, nuclear, o a niveles microscópicos todavía más pequeños. Max Planck, Albert Einstein y Niels Bohr son algunos de los primeros científicos que desarrollaron esta área de la física.

La teoría cuántica enseña que las partículas fundamentales existen sólo en un estado indefinido de potencialidades. Adquieren existencia cuando una mente interactúa con ellas y les da significado. En otras palabras, se necesita de una mente (con un pensamiento o voluntad) para crear la realidad física.

Y de la misma manera en que el sonido es vibración, de modo que los diferentes sonidos tienen diferentes frecuencias, los pensamientos también lo son. Los pensamientos son vibraciones y los diferentes pensamientos tienen diferentes frecuencias. La física cuántica empezó a llamar mi atención cuando buscaba las bases científicas de las leyes universales relativas a la energía, frecuencia y vibración y, de manera más específica, los pensamientos. Cuando correlacionamos las vibraciones con los diferentes pensamientos, entramos a la ciencia detrás de nuestras creencias.

El doctor David R. Hawkins es el hombre que cerró la brecha entre ciencia y espiritualidad. Es un renombrado psiquiatra, médico e investigador que está calificado de manera particular para presentar el tema de la espiritualidad de una forma que es científicamente convincente. Creó el Mapa de la Conciencia como una herramienta para superar las limitaciones de la mente humana, y el dolor y sufrimiento extremos. Asigna una frecuencia a las emociones humanas, que se denominan «campos de atracción». Los campos de atracción son campos energéticos no físicos que se generan por las actitudes, creencias y flujos de pensamiento continuos de un individuo.

El Mapa de la Conciencia es una escala que asigna frecuencias a una diversidad de emociones. Esta escala comienza con las emociones de baja frecuencia, como la culpa, la desesperación, el odio y el desdén, donde la vergüenza es la emoción con la frecuencia más baja en el nivel 20. La escala asciende hasta las emociones que tienen frecuencias más altas, como la confianza, el perdón, la comprensión, la veneración y el éxtasis, hasta llegar al amor en el nivel 500 y la iluminación, que es la más alta, con un nivel de 1000. Todas las emociones con una frecuencia más alta corresponden a un nivel superior de conciencia. A medida que los seres humanos evolucionamos en sentido espiritual, avanzamos en la escala.

Con cada elevación progresiva en el nivel de conciencia, también aumenta la frecuencia o vibración de la energía. El doctor Hawkins ha avalado el hecho de que la presencia de emociones como el amor y la verdad tienen un efecto positivo en los músculos humanos, al igual que en otros aspectos de nuestra realidad física. La conciencia superior irradia un efecto benéfico y sanador en el mundo. Al liberarnos de nuestras creencias limitantes podemos enlazarnos con el nivel de campos superiores de atracción (emociones). Al hacerlo, vivimos en sincronicidad y dicha, nuestro trabajo es espontáneo y recompensante, y experimentamos amor, paz y abundancia.

Al presentar este material tengo la esperanza de que entiendas la poderosa correlación entre nuestras creencias acerca de nuestros hijos con autismo y el resultado en sus vidas. También espero que comprendas que ello afecta de la misma manera el resultado de nuestras vidas. Si nos sentimos optimistas, aceptantes y reverentes hacia nuestros hijos, ellos vivirán en dicha y paz.

Cuando cambiamos nuestras creencias, provocamos un efecto en cascada sobre nuestros hijos, familia, país y mundo. Al verlo desde esta perspectiva, el autismo no es ninguna tragedia.

Al principio de este capítulo mencioné que Jack puede nombrar las notas que Sammy toca en el piano. Debido a que Jack tiene oído absoluto, es capaz de nombrar al instante las cinco notas. Esa es la misma capacidad que le permite discriminar cuáles piezas del rompecabezas son las que se dejaron caer o se hicieron sonar. Muchos niños con autismo tienen oído absoluto y también es probable que muchos de ellos identifiquen las diferentes frecuencias en las piezas de cartón de un rompecabezas. Pero de igual manera pueden interpretar *nuestra* frecuencia. Esa es la razón por la que estos niños necesitan que los abordemos desde una postura de amor y aceptación antes de que puedan conectarse realmente con nosotros.

Esto es todo un don.

## CREACIÓN DE PENSAMIENTOS POSITIVOS

Las personas con autismo tienen una probabilidad 500 veces mayor de tener oído absoluto en comparación con la población general. También comparten capacidades con el síndrome *savant* —habilidades extraordinarias que no exhibe la mayoría de la gente— en las áreas de matemáticas, memoria, arte y, por supuesto, música. Sus capacidades sensoriales más agudas revelan cuál es su percepción del mundo. Están mucho más enlazados con los ámbitos sutiles y energéticos de lo que estamos tú y yo.

Cuando observo que Jack deja caer al piso una de las piezas del rompecabezas y luego escucha con entusiasmo, me doy cuenta de que estoy viendo a un niño que está viviendo únicamente en el momento. Está alineado con aquello que le da alegría. Muchos de nosotros queremos parecernos más a él en este sentido.

Pero eso no ocurre de manera natural para la mayoría. A menudo tenemos que librarnos de viejos hábitos, dejar de preocuparnos y de esforzarnos por conseguir algo. La preocupación tiene todo que ver con información del pasado que inspira temor acerca del futuro. Esforzarse significa enfocar la atención en un resultado específico para el futuro. Estos comportamientos tienden a robarle la dicha a nuestras vidas.

Así que cuando seguimos la pauta que nos pone un niño que se alinea con aquello que le da dicha, cambiamos nuestra atención hacia el momento presente. Esta puede ser toda una hazaña para aquellos a los que se nos ha programado para experimentar un estado perpetuo de preocupación y esfuerzo. ¿Y qué me dices de enfocarte en ser dichoso? Bueno, eso tampoco es fácil para la mayoría de nosotros.

¿Cómo seguimos finalmente la pauta que nos pone el niño en cuanto a este aspecto? Existen muchísimos libros sobre el tema, así que intentaré responder de manera simple, resumiéndolo a una sola tarea. Debemos preguntarnos «¿Qué me haría sentir bien?». Esta quizá parezca una pregunta capciosa, pero no tiene que serlo. Es una pregunta que puede ser crucial para cambiar nuestro flujo de pensamiento de una frecuencia baja a una frecuencia alta.

Recuerda que nuestras emociones son un campo de atracción y emiten una frecuencia. Los pensamientos de alta frecuencia, como el amor y la aceptación, atraen más de esos sentimientos a nuestra vida. Los pensamientos de baja frecuencia, como los reproches y el odio, atraen más de esos sentimientos a nuestra vida. Es así de simple.

Así que te sugiero que siempre te hagas la pregunta «¿Qué me haría sentir bien?». Lo que pensamos se traduce en cómo nos sentimos en cualquier momento determinado. En consecuencia, si no te sientes bien, elige un pensamiento que esté a un nivel más alto en la escala emocional, y si no puedes lograrlo durante un momento en que te dejes llevar por un pensamiento negativo, simplemente deja de pensar en ello y busca en tu entorno alguna cosa sobre la cual puedas sentirte mejor.

Soy una verdadera fanática de Abraham, un grupo de conciencia que dialoga con Esther Hicks. Enseñan el poder del pensamiento positivo a través de un sistema muy simple, pero poderoso y transformador. Recomiendo sus enseñanzas o cualquier método para modificar tus pensamientos en una dirección predominantemente positiva que te funcione. Tan sólo recuerda que la verdadera energía detrás de un pensamiento es el sentimiento, así que enunciarlo es inútil, tienes que sentirlo.

Esto quizá parezca demasiado simple, pero el cambio puede ser difícil. Si quieres fomentar cambios ambiciosos, como volver a moldear tus pensamientos, entonces adoptar una acción simple es la manera ideal de avanzar, siempre y cuando esto se acompañe de autodisciplina. Si te comprometes al pensamiento de *Mi prioridad hoy es sentirme bien* todo el día, verás que tus pensamientos pueden convertirse en tus aliados o tus enemigos. De modo que necesitas un método simple para cambiar tus pensamientos. Cuando lo logres, tus creencias seguirán esa pauta. El método Abraham-Hicks afirma que «Las creencias son sólo pensamientos que piensas constantemente». Esto es bastante simple.

Una manera de empezar a moldear tus pensamientos consiste en desplazar un pensamiento de baja frecuencia con otro de alta frecuencia. Supongamos que tienes una discusión con tu jefe. Te sientas en tu escritorio y estás a punto de estallar de enojo. Esa es una emoción bastante negativa y podemos suponer que te sentirías mal con este enojo. Pero, cuando estás en ese estado, ¿sería posible cambiar de pronto a una perspectiva optimista de la situación? No lo creo probable.

En lugar de ello, aborda el proceso de manera más general. Explora el entorno de tu oficina y observa la belleza de una planta, rememora tus últimas vacaciones o valora la electricidad que surge de los contactos eléctricos y lo conectado que estás con el mundo gracias a ella. Descubrirás que estás deteniendo la emoción negativa y cambiándola por una emoción que te hace sentir mejor.

Cuando relacionamos la naturaleza de los pensamientos de alta frecuencia con la interacción que se tiene con un niño con autismo, es evidente que está en juego algo muy importante. ¿Qué crees que le sucederá a un niño que nace en una familia que acepta la tragedia del autismo, en lugar de considerarlo como un don? Es la diferencia entre una madre que tiene emociones de baja frecuencia, como desesperación, pena, reproches, ansiedad y temor, en comparación con otra madre que siente emociones de alta frecuencia, como esperanza, aceptación, optimismo y reverencia por su hijo y por su futuro. La energía engendra energía *similar*. Los pensamientos son energía y los pensamientos de alta frecuencia crean una vida con una frecuencia más alta.

Para bien o para mal, la evolución de la vida reside en tus pensamientos y creencias. Pero sí puedes elegir y puedes hacerlo siempre.

Si observas a un niño con autismo que no enfrenta el obstáculo de nuestras propias creencias de baja frecuencia verás a un chico muy libre y dichoso. Verás a un niño que vive en el presente y que está alineado con su yo superior.

Aquello que eliges creer acerca de tu hijo es *el principal* indicador pronóstico que posees.

## EL EFECTO DEL CENTÉSIMO MONO

En 1952 un grupo de científicos estudió la vida y los hábitos de los macacos de las nieves que habitan en las islas de Japón. Los investigadores introdujeron las batatas o camotes, que era un alimento nuevo para el grupo, arrojándolas a los monos en la arena. A los macacos les encantaron las batatas, pero les molestaba que estuvieran cubiertas de arena.

Imo, un macaco hembra de 18 meses, resolvió el problema de la arena llevando los camotes al océano para lavarlos. Luego le enseñó la técnica a su madre y a otros de sus compañeros. A su vez, los monos más jóvenes les enseñaron a sus madres y, al poco tiempo, gran cantidad de macacos de las nieves estaban comiendo los camotes lavados.

Y luego, en un día de 1958, se cruzó un umbral. Un número limitado de monos había estado realizando esa actividad, cuando de pronto, casi de manera instantánea, todos los monos adoptaron el nuevo procedimiento. Lo que es más, los macacos que vivían en otras islas también adoptaron al instante el mismo procedimiento.

Lyall Watson mencionó por primera vez esta historia en su libro *Lifetide: A Biology of the Unconscious* (Marea de vida: biología del inconsciente). Este autor fue quien le llamó «efecto del centésimo mono» a este fenómeno, que significa que una vez que una creencia o idea forma parte de una masa crítica en una especie (100 individuos en este ejemplo), todos los individuos de la misma especie la adoptarán. Watson sugirió que el hábito saltó a otras islas después de que se alcanzó una cifra crítica, que se estableció de manera arbitraria en 100. Asimismo, Watson describió esta masa crítica como un conocimiento que se vuelve propiedad consciente de todos.

En general se considera que esta historia es una fábula, pero es un modelo interesante del cambio social y del poder de una masa crítica. No muchas personas contradirían el hecho de que la humanidad se ha estado regodeando por demasiado tiempo en la energía de baja frecuencia.

En la actualidad, los niños con autismo pueblan nuestro planeta a una tasa epidémica y la situación ha llegado a una masa crítica. Pero lo mismo puede decirse de nuestra situación en general. Contaminamos el planeta y nuestros cuerpos, estamos llenos de enojo y temor hacia culturas y pueblos que son diferentes de nosotros, y mostramos apatía ante la situación difícil de otros seres humanos. Nuestra vida diaria está llena de estrés, ansiedad y temor.

Tenemos trabajo por hacer. Uno por uno podemos cambiar nuestras creencias acerca de nosotros mismos y de nuestro mundo. Entonces podremos llegar a una nueva masa crítica, pero esta vez positiva. Debemos empezar con nuestros pensamientos y cambiar los que son predominantemente negativos y de baja frecuencia por aquellos que sean alentadores y de alta frecuencia. Al practicar la confianza, el perdón, la aceptación y el amor, elevaremos la energía en nuestros hogares y en nuestro planeta.

Cuando lleguemos a esa masa crítica positiva el mundo ya no requerirá que se le muestre un mejor modo de ser, y cuando ya no necesitemos el ejemplo de los individuos que ya están alineados con su yo superior, ya no existirá el padecimiento que conocemos como autismo. Las inexplicables capacidades de estos niños nos demuestran que nuestra perspectiva moderna del mundo físico es muy limitada, pero cuando consideremos la imagen general de quienes son en su totalidad, empezaremos a ver cómo se ajustan las piezas de manera bastante brillante. Estos chicos han venido con un propósito. Han surgido en esa cantidad para comunicar una idea.

Desde este punto de vista, podemos elegir que no veremos a un niño con autismo como la víctima de una tragedia, sino como un mensajero de amor.

Desde hace largo tiempo nos dimos cuenta de que a Jack le gustan las matemáticas. Parece preferir la cualidad concreta y simétrica de la solución de problemas matemáticos y debido a esto empezamos a introducir los triángulos y otras formas geométricas dentro del cuarto de juegos. Llevamos allí unas cuantas hojas de ejercicios y se emocionó mucho cuando vio una en particular, la que presentaba un poliedro.

Los poliedros son figuras geométricas tridimensionales que tienen propiedades concretas. Luego de que le enseñamos los poliedros, los buscamos en Google y recopilamos varias imágenes para imprimirlas. Pasamos muchas horas con Jack construyendo estas figuras en origami, palitos de madera, pajillas, arcilla e, incluso, barajas. Jack hablaba de ellas, las miraba y las construía con cualquier juego de construcción que tuviera, como Lego, K'Nex o figuras magnéticas. Hicimos cuadernos con imágenes de poliedros y se llevaba diversas muestras a la cama para dormir con ellas. Su interés también se convirtió en un medio por el cual aprendió a empatizar mejor con los demás, cuando decidió hacer poliedros de origami como regalos para sus maestras.

Alrededor de la época en que empecé a escribir este libro, Jack entró en una fase en la que perseveraba con cierta imagen de un tetraedro. Este es uno de los sólidos platónicos, o poliedros, en los que cada cara es un polígono y cada intersección se forma con el mismo número de caras. Esto también es válido para los cubos, que tienen seis caras, al igual que otras tres figuras. Un tetraedro tiene cuatro polígonos por caras, todas ellas triángulos.

Cuando estaba cerca de la mitad de escribir este libro, mi familia y yo viajamos a Big Sur, California, para unas breves vacaciones. Antes de salir, Jack me entregó una imagen de un tetraedro y me pidió que le tomara una fotografía para poder imprimir una versión más grande, lo cual hice con mi teléfono.

Mientras estábamos en Big Sur, visitamos nuestro restaurante favorito que también tiene una tienda de regalos en el mismo local, y debido a que acababa de trabajar en el capítulo sobre el chamanismo y el éxtasis de la muerte, me llamó la atención un libro titulado *Shamanic Awakening* (Despertar chamánico). Este libro lo escribió una mujer que exploró su viaje por el chamanismo y que ha trabajado con las energías vivientes del mundo. En el vuelo de regreso a casa leí que, aparte de las zonas de combate y de sitios como Chernobyl, la energía más oscura se encuentra en sitios como las prisiones y los hospitales.

Pero la autora exploró también las energías del lado más luminoso. En su libro afirma que todos en este planeta tenemos un *Merkaba*, que es un campo energético de luz viviente que nos rodea. Al practicar ciertas técnicas de respiración y visualizaciones, podemos acceder a este campo energético y utilizarlo como un vehículo para expresar la luz dentro de nosotros. Cuando hacemos esto, nos elevamos a dimensiones superiores de conciencia.

El Merkaba es una figura geométrica y la forma que asume es la de un tetraedro, que se presentaba como una ilustración en una de las páginas del libro.

Era la misma configuración de un tetraedro que la que tenía en mi teléfono y en la que Jack había estado fijando su atención durante meses.

Me doy cuenta de que la humanidad tiene carencias. Tantos de nosotros elegimos el sufrimiento y aceptamos que el amor sólo se puede sentir y expresar en ciertas condiciones. Pero cuando me quedé observando la imagen que se presentaba en el libro, eso me recordó algo que había venido descubriendo lentamente todos los días: que soy muy afortunada de ser la madre de un niño al que se le diagnosticó autismo.

Cada uno de nosotros tiene el potencial de vivir en una frecuencia más elevada de vida y cada uno puede deshacerse de las creencias que nos limitan, para elegir aquellas que nos afirman. Todos somos capaces de amar incondicionalmente.

Cada uno de nosotros puede rodear con un campo de luz el mundo en el que vivimos.

# • Epílogo

Nunca olvidaré las intensas emociones que sentí cuando le diagnosticaron autismo a Jack y tampoco creo que pueda olvidar algún día esos primeros días con nuestro propio hijo. Estoy convencida de que los sentimientos están grabados tan profundamente en tu corazón como lo están en el mío, pero cumplen con un propósito: sirven como catalizadores del cambio.

En esta situación hay muchas cosas en juego. La vida de tu hijo con autismo está en tus manos y la elección es tuya. Puedes elegir el temor o puedes elegir el amor. Si eliges el amor, tu hijo tiene muy buenas probabilidades de encontrar su camino a la salud, a una existencia cómoda en este mundo, a tener relaciones significativas y a vivir la vida que tenía destinada: una vida de posibilidades infinitas. Cuando eliges el amor, la transformación que ocurrirá en tu vida, al igual que en la de tu hijo, superará cualquier expectativa que puedas haber tenido en cuanto a una vida «normal».

La sociedad dicta con gran habilidad lo que se considera normal, pero a mí ya no me interesa la «normalidad» ni para mi misma ni para ninguno de mis hijos, y mucho menos para Jack, cuya manera «atípica» de ser en este mundo se ha convertido en un llamado para que yo entienda y me encuentre con él en el sitio donde está. Al hacerlo, descubrí el verdadero significado de ser humana, que es vivir con compasión, aceptación, tolerancia, dicha y amor. Mi esperanza es que, al intervenir en beneficio de tu hijo y alinearte con el mensaje que ha venido a compartir, continúes encarnando estas cualidades en ti mismo.

Cada uno de nosotros tiene la asombrosa oportunidad de evolucionar, si elige recorrer ese camino con nuestros hijos tan especiales.

# • Recursos

Los sitios web y productos listados aquí son sólo sugerencias. Existen muchos recursos disponibles que proporcionan orientación y conocimientos especializados que están más allá del alcance de este libro. Mi intención al incluir las siguientes sugerencias es ayudarte a proseguir con tu educación acerca de lo que podría ser mejor para tu hijo o hija. Para más datos sobre mis favoritas, al igual que para mis recomendaciones actualizadas en relación con la sanación y aceptación del autismo y del yo, visita mi sitio web en www.andrealibutti.com.

## TERAPIAS A EXPLORAR

### Acupuntura
Nambudripad's Allergy Elimination Techniques: www.naet.com. (Método Nambudripad de eliminación de alergias).

### Homeopatía

Terapia CEASE: www.cease-therapy.com

Complete Elimination of Autistic Expression Therapy (Terapia de eliminación completa de la expresión del espectro autista)

Homeopatía secuencial: www.heilkunst.com

Hahnemann Center for Heilkunst (Centro Hanhemann del arte de curar) en Ottawa, Canadá. (Proporcionan consultas por teléfono, así que no tienes que viajar a Canadá.)

### Homotoxicología

Mary Coyle en la ciudad de Nueva York:
www.realchildcenter.com

Terapia con oxígeno hiperbárico

Oxihealth:
www.oxyhealth.com

Neurorretroalimentación

The Othmer Method (Método Othmer):
www.brianothmerfoundation.org para información
www.eeginfo.com para una lista de profesionales

Son-Rise Program®

The Autism Treatment Center of America<sup>MR</sup>:
www.autismtreatmentcenter.org

## RECURSOS PARA EL HOGAR Y EL CUIDADO PERSONAL

### Biólogos especializados en construcción

Profesionales que verifican los niveles de radiación electromagnética en tu hogar y puedes conocer más al respecto en el Healthy Building

Environment Learning Center (Centro de aprendizaje sobre ambiente sano en inmuebles): www.hbelc.org

**Productos de cuidado personal**
Entérate sobre la seguridad de los diversos productos en la base de datos «Skin Deep» del Environmental Working Group (Grupo de trabajo ambiental):
www.ewg.org
Filtros de agua
Aquasana:
www.aquasana.com

**Recursos dietéticos**
Extenso sitio web dedicado a temas dietéticos
Julie Matthews, asesora certificada en nutrición:
www.nourishinghope.com
Para la salud gastrointestinal
Dieta específica de carbohidratos (SCD):
www.breakingtheviciouscycle.info
Para trastornos digestivos graves
Dieta Feingold:
www.feingold.org

# SUPLEMENTOS RECOMENDADOS

**Excelente recurso en línea para la mayoría de los suplementos**
Emerson Ecologics:
www.emersonecologics.com
Chlorella

Sun Chlorella ofrece una forma integral de este superalimento:
www.sunchlorellausa.com
Enzimas digestivas
Marca Enzymedica:
www.enzymedica.com
Lomatium dissectum
LDM-100 es un suplemento que siempre tengo para resfriados y gripes:
ww.barlowherbal.com

**Multivitamínicos y multiminerales**
BrainChild Nutritionals diseña suplementos específicos para el autismo, trastorno por déficit de atención con hiperactividad (TDAH) y problemas de salud relacionados con el ambiente:
www.brainchildnutritionals.com

**Suplemento de omega-3**
«Speak» de Nourish Life and Speech Nutrients:
www.speechnutrients.com

**Fosfatidilcolina (FC)**
Recomiendo BodyBioPC para la salud de las membranas celulares.
www.bodybio.com

**Probióticos**
La marca Klaire Labs ofrece muchas combinaciones benéficas.
www.klaire.com
Theralac de Master Suplements:
www.theralac.com

**Recomendación de libros escritos por personas con autismo**

Grandin, Temple. *Pensar con Imágenes.*

Higashida, Naoki. *La razón por la que salto: la voz de un niño desde el silencio del autismo.*

Kaufman, Raun. *Autism Breakthrough: The Groundbreaking Method that Has Helped Families All over the World* (Avance en el autismo: el revolucionario método que ha dado ayuda a las familias en todo el mundo).

Mujhopadhyay, Tito Rajarshi. *How Can I Talk If My Lips Don't Move?: Inside My Autistic Mind* (¿Cómo puedo hablar si mis labios no se mueven?: Dentro de mi mente autista).

Stillman, William. *Autism and the God Connection* (El autismo y la conexión con Dios).

Tammet, Daniel. *Nacido en un día azul: Un viaje por el interior de la mente y la vida de un genio autista.*

Williams, Donna. *Autism and Sensing: The Unlost Instinct* (Autismo y percepción: el instinto reencontrado).

**Libros favoritos que me han ayudado en mi recorrido**

Alexander, Eben. *La Prueba del Cielo: El viaje de un neurocirujano a la vida después de la vida.*

Beck, Martha. *Expecting Adam: A True Story of Birth, Rebirth, and Everyday Magic* (Esperando a Adán: una historia verdadera de nacimiento, renacimiento y la magia cotidiana).

Chopra, Deepak. *Curación cuántica: Las fronteras de la medicina mente-cuerpo.*

Dass, Ram. *Be Here Now* (Existe en el presente).

Dyer, Wayne. *Wishes Fulfilled: Mastering the Art of Manifesting* (Cumplimiento de deseos: el dominio del arte de la manifestación).

Foundation for Inner Peace: *Un curso de milagros.*

Grout, Pam: *Potencia tu Energía: 9 experimentos caseros que demuestran que tus pensamientos crean tu realidad.*

Hawkins, David R. *Trascending the Levels of Consciousness: The Stairway to Enlightenment* (Trascender los niveles de conciencia: La escalera a la iluminación).

Hay, Louise. *Tú puedes sanar tu vida.*

Hicks, Esther y Jerry. *Pide y se te dará: Aprende a manifestar tus deseos.*

Kaufman, Barry Neal. *Son-Rise: The Miracle Continues* (Programa Son-Rise: el milagro continúa).

Lipton, Bruce. *La biología de la creencia: La liberación del poder de la conciencia, la materia y los milagros.*

McCandless, Jaquelyn. *Children with Starving Brains: A Medical Treatment Guide for Autism Spectrum Disorder* (Niños con cerebros hambrientos: Una guía de tratamiento médico para los trastornos del espectro autista).

Moorjani, Anita. *Morir para ser yo: Mi viaje a través del cáncer y la muerte hasta el despertar y la verdadera curación.*

Nepo, Mark. *Un libro para renacer cada día.*

Ramtha. *El libro blanco.*

Tolle, Eckhart. *Una nueva Tierra: Un despertar al propósito de su vida.*

Walsch, Neale Donald. Serie *Conversaciones con Dios.*

Weiss, Brian. *Muchas vidas, muchos maestros: La historia real de un psiquiatra, su joven paciente y la terapia de regresión que cambió sus vidas para siempre.*

# • Referencias

## INTRODUCCIÓN

Mukhopadhyay, Tito Rajarshi. *How Can I Talk If My Lips Don't Move?: Inside My Autistic Mind.* Nueva York: Arcade Publishing, 2008.

## CAPÍTULO 1

FDA. «FDA Proposes New Warnings About Suicidal Thinking, Behavior in Young Adults Who Take Antidepressant Medications». Obtenido de www.fda.gov/NewsEvents/Newsroom/PressAnnouncements/2007/ucm108905.htm.

Markram, Henry, Tania Rinaldi y Kamila Markram. «The Intense World Syndrome: An Alternative Hypothesis for Autism». *Frontiers in Neuroscience 1*, núm. 1 (2007): 77–96, doi: 10.3389/neuro.01/1.1.006.2007.

## CAPÍTULO 2

Adams, JB, F. George, y T. Audhya. «Abnormally High Plasma Levels of Vitamin B6 in Children with Autism Not Taking Supplements Compared to Controls Not Taking Supplements». *Journal of Alternative and Complementary Medicine 12*, núm. 1 (2006): 59-63.

American Psychiatric Association. *Manual Diagnóstico y Estadístico de los Trastornos Mentales*; quinta edición. Editorial Médica Panamericana; 5 de diciembre de 2014.

Goines, Paula, y Judy Van de Water. «The Immune System's Role in the Biology of Autism». *Current Opinion in Neurology 23*, núm. 2 (2011): 111-17, doi: 0.1097/WCO.0b013e3283373514.

Goldani, Andre *et al.* «Biomarkers in Autism». *Frontiers in Psychiatry 5* (2014): 100, doi: 10.3389/fpsyt.2014.00100.

McDougle, Christopher, y William Carlezon Jr. «Neuroinflammation and Autism: Toward Mechanisms and Treatments». *Neuropsychopharmacology Reviews 38* (2013): 241-42, doi: 10.1038/npp.2012.174.

## CAPÍTULO 3

Autism and Developmental Disabilities Monitoring Network. «Community Report on Autism 2014». CDC. Obtenido de www.cdc.gov/ncbddd/autism/states/comm_report_autism_2014.pdf.

California Department of Public Health. «First Drinking Water Standard for Hexavalent Chromium Now Final». 3 de junio, 2014. Obtenido de www.cdph.ca.gov/Pages/NR14-053.aspx.

Dean, Amy, y Jennifer Armstrong. «Genetically Modified Foods». *American Academy of Environmental Medicine*. Obtenido de www.aaemonline.org/gmopost.html.

Environmental Protection Agency. «An Introduction to Indoor Air Quality (IAQ)». Última actualización de la página: 9 de julio, 2012. Obtenido de www.epa.gov/iaq/voc.html.

Environmental Working Group. «Body Burden: The Pollution in Newborns». 14 de julio, 2005. Obtenido de www.ewg.org/research/body-burden-pollution-newborns.

Environmental Working Group. «State "Clean Up" Plan Could Leave 24 Million Californians Exposed to Potent Carcinogen». 11 de octubre, 2013. Obtenido de www.ewg.org/release/state-clean-plan-could-leave-24-million-californians-exposed-potent-carcinogen.

Palmer, RF, S. Blanchard, y R. Wood. «Proximity to Point Sources of Environmental Mercury Release as a Predictor of Autism Prevalence». *Health & Place 15*, núm. 1 (2009): 18-24, doi: 10.1016/j.healthplace.2008.02.001.

Roberts, AL *et al*. «Perinatal Air Pollutant Exposures and Autism Spectrum Disorder in the Children of Nurses' Health Study II Participants». *Environmental Health Perspectives 121*, núm. 8 (2013): 978-84, doi: 10.1289/ehp.1206187.

Roberts, EM *et al*. «Maternal Residence Near Agricultural Pesticide Applications and Autism Spectrum Disorders Among Children in the California Central Valley». *Environmental Health Perspectives 115*, núm. 10 (2007): 1482-89, doi: 10.1289/ehp.10168.

Organización Mundial de la Salud. «Children's Environmental Health: Air Pollution». Obtenido de www.who.int/ceh/risks/cehair/en.

## CAPÍTULO 4

Barnes, Patricia, Barbara Bloom, y Richard Nahin. «Complementary and Alternative Medicine Use Among Adults and Children: United States, 2007». *National Health Statistic Reports.* 10 de diciembre, 2008. Obtenido de www.cdc.gov/nchs/data/nhsr/nhsr012.pdf.

Belon, P. *et al.* «Histamine Dilutions Modulate Basophil Activation». *Inflammation Research,* mayo, 53, núm. 5 (2004): 181-88.

De Vernejoul, P. *et al.* «Isotopic Approach to the Visualization of Acupuncture Meridians». *Agressologie 25,* núm. 10 (1984): 1107-11.

Ennis, Madeleine. «Basophil Models of Homeopathy: A Sceptical View». *Homeopathy 99,* núm. 1 (2010): 51-56, doi: 10.1016/j.homp.2009.11.005.

Vickers, Andrew *et al.* «Acupuncture for Chronic Pain: Individual Patient Data Meta-analysis». *Archives of Internal Medicine 172,* núm. 19 (2012): 1444-53, doi: 10.1001/archinternmed.2012.3654.

## CAPÍTULO 5

American Psychiatric Association. *Manual Diagnóstico y Estadístico de los Trastornos Mentales*; quinta edición. Editorial Médica Panamericana; 5 de diciembre de 2014.

Grandin, Temple. *Pensar con Imágenes. Mi vida con el autismo.* Alba Editorial. 2006.

Higashida, Naoki. *La Razón por la que salto.* Roca Editorial de Libros, 2014.

Mukhopadhyay, Tito Rajarshi. *How Can I Talk If My Lips Don't Move?: Inside My Autistic Mind.* Nueva York: Arcade Publishing, 2008.

Mukhopadhyay, Tito Rajarshi. *The Mind Tree: A Miraculous Child Breaks the Silence of Autism*. Nueva York: Arcade Publishing, 2000.

## CAPÍTULO 6

Alexander, Eben. *La Prueba del Cielo; El viaje de un neurocirujano a la vida después de la vida.* Editorial Planeta (Diana), mayo de 2013.

CDC. «Autism and Developmental Disabilities Monitoring (ADDM) Network». Última actualización del 9 de abril, 2014. Obtenido de www.cdc.gov/ncbddd/autism/addm.html.

Isaacson, Rupert. *El niño de los caballos: La búsqueda de un padre para sanar a su hijo.* Ediciones Urano (Books 4 pocket), 2012.

YJ Editor. «New Study Finds 20 Million Yogis in U.S.». *Yoga Journal.* 5 de diciembre, 2012. Obtenido de www.yogajournal.com/uncategorized/new-study-finds-20-million-yogis-u-s.

## CAPÍTULO 7

Gallup. «State of the American Workplace». Obtenido de www.gallup.com/services/178514/state-american-workplace.aspx.

Jones, Sparrow Rose. «ABA». *Unstrange Mind.* 7 de octubre, 2014. Obtenido de https://unstrangemind.wordpress.com/2014/10/07/aba.

US Department of Health and Human Services. «Mental Health: A Report of the Surgeon General». Rockville, MD: U.S. Department of Health and Human Services, Substance Abuse and Mental Health Services Administration, Center for Mental Health Services, National Institutes of Health, National Institute of Mental Health, 1999. Obtenido de http://profiles.nlm.nih.gov/ps/access/NNBBHS.pdf.

## CAPÍTULO 8

The Autism Treatment Center of America. Obtenido de www.autism-treatmentcenter.org.

Higashida, Naoki. *La razón por la que salto*. Roca Editorial de Libros, 2014.

## CAPÍTULO 10

Corcoran, Sandra. *Shamanic Awakening: My Journey Between the Dark and the Daylight.* Rochester, VT: Bear and Company, 2014.

Hawkins, David. *El poder contra la fuerza: Los determinantes ocultos del comportamiento humano*, Hay House Inc; 5ª reimpresión, 1 de marzo de 2004.

Hicks, Esther and Jerry. *Pide y se te dará: aprende a manifestar tus deseos*. Ediciones Urano, 2012.

Watson, Lyall. *Lifetide: A Biology of the Unconscious*. New Rochelle, NY: Scepter Publishing, 1987.

# • Reconocimientos

Estoy muy agradecida con Louise Hay por ser la persona que es y por crear Hay House, un sitio donde muchos autores me han inspirado en mi recorrido por la vida. Gracias Reid Tracy, por concederme esta oportunidad de compartir mi mensaje con el mundo. Gracias Alex Freemont y Nicolette Salamanca Young, por tenerme la fe suficiente como para creer que podría llevar el manuscrito de su forma original a lo que es ahora. Gracias Neil Gordon, mi *coach* de escritura, quien sostuvo mi mano en todo el proceso, y cuya inteligencia y conocimientos me guiaron con tal amabilidad; nunca lo hubiera logrado sin ti.

Le agradezco a Bears y Samahria Kaufman, cuya visión ha iluminado miles de vidas y cuya guía me enseñó a acercarme a mi hijo desde una postura de aceptación y compasión. También agradezco a Raun Kaufman por ser el asombroso ser humano que es hoy día. Siento un enorme agradecimiento hacia la gente del Autism Treatment Center of America y del Option Institute, por enseñarnos a todos un mejor camino.

Estoy inmensamente agradecida con los maestros que trabajaron con mi hijo y que lo inspiraron a conectarse desde su interior. Janel Duffy, Ashley Millerd, Elizabeth Smith, Erin Skaalerud, David Mannes, Jennifer Cucinotta y Jennifer Folbert, gracias por su interminable energía, emoción y entusiasmo. Gracias, Jan Achilich, por creer en mis extrañas ideas y siempre darme tu apoyo.

Quiero agradecer especialmente a Sidney Baker, quien me brindó su protección y se convirtió en mi mentor. Agradezco todo tu tiempo y tu gran corazón en los años en que nos has ayudado a mí y a mi familia.

Y a mi marido Pat, por permitirme ir a donde tenía que ir, tanto en sentido físico como espiritual, para sanarme a mí misma y a nuestra familia. Gracias por un amor que nadie más me ha demostrado. Gracias, Jack, por inspirar todo esto y por tolerarnos a todos. Gracias, Sammy, por tu gran corazón y tu dulce alma; me asombras todos los días. Y gracias a Ben, mi pequeño hijo milagroso, quien me inspira a diario a ser una mejor persona.

Por último, gracias a mi pandilla espiritual de amor y luz, por conducirme siempre a mi respuesta.